肘后备急方

晋·葛洪◎著
梁·陶弘景◎补阙
金·杨用道◎附广
申玮红◎点校

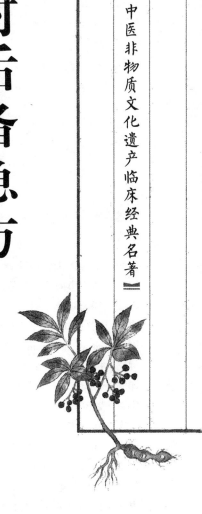

U0232689

中国健康传媒集团
中国医药科技出版社

图书在版编目（CIP）数据

肘后备急方 /（晋）葛洪著；申玮红点校 . —北京：中国医药科技出版社，2024. 9. —（中医非物质文化遗产临床经典名著）. —ISBN 978-7-5214-4871-9

Ⅰ . R289.337.2

中国国家版本馆 CIP 数据核字第 20245EX100 号

美术编辑　陈君杞
版式设计　也　在

出版　**中国健康传媒集团** | 中国医药科技出版社
地址　北京市海淀区文慧园北路甲 22 号
邮编　100082
电话　发行：010-62227427　邮购：010-62236938
网址　www.cmstp.com
规格　880×1230mm $\frac{1}{32}$
印张　8 $\frac{1}{2}$
字数　203 千字
版次　2024 年 9 月第 1 版
印次　2024 年 9 月第 1 次印刷
印刷　北京盛通印刷股份有限公司
经销　全国各地新华书店
书号　ISBN 978-7-5214-4871-9
定价　**49.00 元**

获取新书信息、投稿、为图书纠错，请扫码联系我们。

葛洪（283~343 年），字稚川，自号抱朴子，丹阳句容（今江苏省句容市）人，东晋时期著名道士、道教思想家、炼丹家、医药学家，三国方士葛玄之从孙，道教历史上里程碑式的人物。其人谨守本真、朴实而不为物欲所诱惑，故人称之为"抱朴之士"。

《肘后备急方》（原名《肘后救卒方》），又名《葛仙翁肘后备急方》，是我国现存最早的古代急救方书，所载方药治法在魏晋南北朝医学史上占有重要地位，在方剂史上起到承前启后的作用。该书内容涉及急救、传染病、内、外、妇、儿、五官、精神、伤骨各科以及疾病的预防、诊断、治疗等。全书八卷七十三篇，每篇前面均简洁扼要地写出该方所要治疗病证的特征，其后包括很多方，切合实用，疗法简便。该书卷一至卷四为脏腑经络、因邪所伤的"内病"，包括中恶、心腹痛、伤寒、时气、中风、咳嗽、水病、发黄等急性病；卷五、卷六为四肢九窍、内外交媾的外发病，包括痈疽、疮疥、耳目咽喉头面疾病等；卷七为假他物横来伤害的他犯病，包括虫兽伤、中毒等；卷八为百病备急药方、丸散及牲畜病等。

《肘后救卒方》篇幅虽短，但其论病详述其病候，略记其病源，明书其治法，并附有治法和方药，毫无纷歧浮夸不经之恶习，在祖国医药史上有很大的成就。

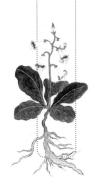

出版者的话

　　中国从有文献可考的夏、商、周三代，就进入了文明的时代。中国人认为自己是炎黄的子孙，若以此推算，中国的文明史可以追溯到五千年前。中华民族崇尚自然，形成了"天人合一"的信仰，中医学就是在这种信仰的基础上产生的一种传统医学。

　　中医的起源可以追溯到炎帝、黄帝时期，根据考古、文献记载和传说，炎帝神农氏发明了用药物治病，黄帝轩辕氏创造脏腑经脉知识，炎帝和黄帝不仅是中华民族的始祖，也是中医的缔造者。

　　大约在公元前1600年，商代的伊尹发明了用"汤液"治病，即根据不同的证候把药物组合在一起治疗疾病，后世称这种"汤液"为"方剂"，这种治病方法一直延续到现在。由此可见，中华民族早在3700多年前就发明了把各种药物组合为"方剂"治疗疾病，实在令人惊叹！商代的彭祖用养生的方法防治疾病，中国人重视养生的传统至今深入民心。根据西汉司马迁《史记》的记载，春秋战国时期的扁鹊秦越人善于诊脉和针灸，西汉仓公淳于意善于辨证施治。这些世代传承积累的医药知识，到了西汉时期已蔚为大观。汉文帝下诏命刘向等一批学者整理全国的图书，整理后的图书分为六大类，即六艺、诸子、诗赋、兵书、术数、方技，方技即医学。刘向等校书，前后历时27年，是对中国历史文献最为壮观的结集、整理、研究，真正起到了上对古人、下对子孙后代的承前启后的作用。后之学者，欲考中国学术的源流，可以此为纲鉴。

这些记载各种医学知识的医籍，传之后世，被尊为经典。医经中的《黄帝内经》，记述了生命、疾病、诊疗、药物、针灸、养生的原理，是中医学理论体系形成的标志。这部著作流传了2000多年，到现在，仍被视为学习中医的必读之书，且早在公元7世纪，就传播到了周边一些国家和地区，近代以来，更是被翻译成多种语言，在世界许多国家广泛传播。

经方医籍中记载了大量以方治病和药物的知识，其中有《汤液经法》一书，相传是伊尹所作。东汉时期，人们把用药的知识编纂为一部著作，称《神农本草经》，其中记载了365种药物的药性、产地、采收、加工和主治等，是现代中药学的起源。中国历代政府重视对药物进行整理规范，著名的如唐代的《新修本草》、宋代的《证类本草》。到了明代，著名医学家李时珍历经30余年研究，编撰了《本草纲目》一书，在世界各国产生了广泛影响。

东汉时期的张仲景，对医经、经方进行总结，创造了"六经辨证"的理论方法，编撰了《伤寒杂病论》，成为中医临床学的奠基人，至今仍是指导中医临床的重要文献。这部著作早在公元700年左右就传到日本等国家和地区，一直受到重视。

西晋时期，皇甫谧将《素问》《针经》和《黄帝明堂经》进行整理，编纂了《针灸甲乙经》，系统地记录了针灸的理论与实践，成为学习针灸的经典必读之书，一直传承到现在。这部著作也被翻译成多种语言，在世界各地广泛传播。

中医学在数千年的发展历程中，创造积累了丰富的医学理论与实践经验，仅就文献而言，保存下来的中医古籍就有1万余种。中医学独特的思想与实践，在人类社会关注健康、重视保护文化多样性和非物质文化遗产的背景下，显现出更加旺盛的生命力。

中医药学与中华民族所有的知识一样，是"究天人之际"的学问，所以，中国的学者们信守着"究天人之际，通古今之变，成一家之言"的至理。《素问·著至教论》记载黄帝与雷公讨论医道说："而道，上知天文，下知地理，中知人事，可以长久。以教众庶，亦不疑殆。医道论篇，可传后世，可以为宝。"这段话道出了中医学的本质。中医是医道，医道是文化、是智慧，《黄帝内经》中记载的都是医道。医道是究天人之际的学问，天不变，道亦不变，故可以长久，可以传之后世，可以为万世之宝。

医道可以长久，在医道指导下的医疗实践，也可以长久。故《黄帝内经》中的诊法、刺法至今可以用，《伤寒论》《金匮要略》《备急千金要方》《外台秘要》的医方今天亦可以用，《神农本草经》《证类本草》《本草纲目》的药今天仍可以用。

或许要问，时间太久了，没有发展吗？不需要创新吗？其实，求新是中华民族一贯的追求。如《礼记·大学》说："苟日新，日日新，又日新。"清人钱大昕有一部书叫《十驾斋养新录》，他以咏芭蕉的诗句解释"养新"之义说："芭蕉心尽展新枝，新卷新心暗已随，愿学新心养新德，长随新叶起新知。"原来新知是"养"出来的。

中华民族"和实生物，同则不继"的思想智慧，与当今国际社会提出的保护和促进文化多样性、保护人类的非物质文化遗产的需求相呼应。世界卫生组织 2000 年发布的《传统医学研究和评价方法指导总则》中，将"传统医学"定义为"在维护健康以及预防、诊断、改善或治疗身心疾病方面使用的各种以不同文化所特有的理论、信仰和经验为基础的知识、技能和实践的总和"，点明了文化是传统医学的根基。习近平总书记深刻指出："中医药学是中国古代科学的瑰宝，也是打开中华文明宝库的钥匙。"这套丛书的整理出版，也是为了打磨好中医药学这把钥匙，以期打开中华文明这个宝库。

希望这套书的再版，能够带您回归经典，重温中医智慧，获得启示，增添助力！

中国医药科技出版社

2024 年 6 月

校注说明

葛洪（283~343年），字稚川，自号抱朴子，丹阳句容（今江苏省句容县）人，东晋时期著名道士、道教思想家、炼丹家、医药学家。其所著《肘后备急方》，是我国魏晋南北朝时期的一部重要医书，是我国第一部临床急救手册，是一部临床实用性很强的方书。该书在疾病治疗方面的突出成就，是对祖国传统医学的创造性贡献，尤其是对于尚不发达的古代来说，具有重要的现实意义。

一、生平

葛洪先祖历代当朝为官，可谓官宦世家。但到其父葛悌时，已始渐衰。葛悌辞世时，葛洪年仅十三岁，家境衰落。其人勤勉好学，少时便博览群书诸子百家之言，尤好神仙导养之法。早年立志为文儒，挽救颓世，曾官至伏波将军、封关内侯；后半生隐居广东罗浮山，潜心道教，既采药炼丹、行医济世，又著书讲学、修道养生，直至升仙。曾于公元300~302年间，拜郑隐（葛玄弟子）为师，得授内修炼丹法，学习"九丹""金银液经""黄白中经"等炼丹术；后在罗浮山居住，拜南海太守鲍靓为师，得授道教秘典《三皇文》和炼丹的"神仙尸解之法"。

二、学术成就

葛洪精儒明道，精究方药，对医学造诣很深，著述丰富。著有《抱朴子内篇》二十卷，《抱朴子外篇》五十卷，《神仙传》十卷，《隐逸传》十卷，《金匮药方》（很可能是《玉函方》）一百卷，《神仙服食方》十卷，《玉函煎方》五卷，《肘后救卒方》三卷，《服食方》四卷，等书。惜仅有《抱朴子》和《肘后救卒方》两部著作留世。

《肘后备急方》一书，其学术成就主要体现在以下几个方面。

1. 书中保存了很多珍贵的古代传染病史等资料，如在世界医学史上，葛洪第一次记载了天花（卷二载"虏疮"）和恙虫病（卷七载"沙虱"）两种传染病。卷一关于"尸注"的记载，对其症状和传染的危险性已有所认识，是我国最早关于结核病的记载；卷七对猘犬啮人（狂犬病）的治疗，是现代免疫思想的萌芽。远在公元四世纪，葛洪能对多种传染病有所认识，并且进行有效治疗，贡献卓越。

2. 《肘后备急方》内收有极其宝贵的临证方剂和中药。如他在炼丹的长期实践中，运用汞或雄黄和猪脂配成软膏，治疗疮疥等皮肤病，现今外科亦广为应用。药物方面，如青蒿、常山治疟，商陆治水肿，大黄泻下，等等。此外，该书用药的另一特点是，较多使用金石药物，如盐汤催吐，烧矾石末贮囊置腋下治狐臭，硫黄治疗皮肤病，密陀僧防腐等。这些都是古人宝贵用药经验的结晶，为医学做出了很大的贡献。

3. 书中记载了大量的外治法，诸如针灸、推拿、角法、嚏鼻、蒸、熨等，凡适合急救的简便疗法，都尽可能选用。他尤其强调灸法的使用，用浅显易懂的语言，清晰明确地注明了各种灸法，但言其分寸而不名孔穴，为民间医生或贫姬野老施灸方便。如书中记载了以指针法治疗尸厥，以针挑法治疗卒中恶死，以针刺石门穴放腹水法，等等。灸法方面，有隔盐灸、隔蒜灸、隔香豉饼灸、隔椒面灸等隔物灸，有管灸、瓦甑灸等灸器灸。此外，书中还收集了大量卓有实效的针灸处方，是我国针灸史上对针灸急救治疗的首次集中总结，对后世针灸疗法起到了重要的推动作用。

4. 该书还记载了一些诊断方法，如卷二"治伤寒时气温病方"记载的黄疸病人"急令溺白纸"，以纸验尿是否如黄柏染者来诊断黄疸的危急程度，这种诊断方法简单、朴素而又非常切合临床应用，是医学史上的创新。

5. 书中对疾病时及疾病后的饮食调养、禁忌亦有详细论述，如水肿病人，饮食须"勿食盐""毒病愈后，百日之内，禁食猪犬羊肉""水肿瘥后，食牛羊肉自补，稍稍饮之"，等等。

另外，葛洪的学说思想对后世影响巨大。首先，葛洪继承和改造了早期道教的神仙理论和方术，积累了大量经验，成为中国炼丹史上承前启后的炼丹家，在道教史上有很高的地位。其次，由于西晋时道教尚未确立理性较强的神仙理论体系，及至东晋，才由葛洪完成，他使道教的神仙信仰理论化，为上层士族道教奠定了理论基础，在道教思想史和科技史上有着极其重要的意义，由此使他成为道教史上一个承前启后的划时代人物。再者，他把毕生的精力致力于炼丹，不仅扩大了矿物药的应用范围，而且促进了制药化学的发展。所著《抱朴子》，把炼丹术加以理论化、系统化，同时，为制药化学提供了丰富的资料，对后来的制药化学有极其深远的影响，成为制药化学的先驱者。

三、成书经过

《肘后备急方》，系以葛洪《肘后救卒方》和陶弘景《补阙肘后百一方》为主体，加上宋代唐慎微《证类本草》之附方摘录合编而成，由金汴京国子监博士杨用道于皇统四年（1144 年）编成刊行。其中，"肘后"，意指此书可藏于衣袖之内，随身携带；"救卒"，指该书用于救猝发之病；"备急"，意乃备临床急切之病应用。其成书过程如下。

葛洪精治五经，兼修道教与医学。其隐居罗浮山修道至返回句容期间，搜集"百家杂方"达五百多卷，撰成《玉函方》（成书于 317 年）百卷。后葛洪鉴于备急类医书缺点太多，在《玉函方》的基础上，以方简效佳为原则，精选单验方及简便疗法，撰成《肘后救卒方》三卷，书中选编历代医家的经验效方并记载其妻鲍姑的灸法和民间土俗疗法，并兼采道家丹药及禁咒之法。该书已佚，其流传至少至唐代。

梁代陶弘景（456~536 年），因见当时流传的《肘后救卒方》多有缺漏，遂在其所存 86 首的基础上，择其标题重复者，合并为 79 首，以佛教一百一病之说，增加 22 首，补充为 101 首，分上、中、下三卷，名《补阙肘后百一方》，并以朱墨二色将自己增加的内容与葛洪原书作了区别。于永元二年（500 年）完稿，天监四年（505 年）后增补该书。

至唐代，唐高宗与武则天皇后年代，政府组织过医家修订该书，并补入隋唐间经验效方，如姚大夫方、席辨刺史方等。这可以从考察该书的避讳字、人物、年号、职官、药物剂量和词汇用语等角度得到印证。具体增订内容：增加鹿鸣山续古序，增加前唐代验方；增订方式：修改晋代古语为唐代通语；区分葛洪与陶弘景方；《肘后救卒方》《肘后百一方》《集验方》《支家大医本方》《小品方》，各书对校，列出异同，补《肘后方》之无。也正因此，在唐代至少有三种版本并行：葛洪《肘后救卒方》本，陶弘景《肘后百一方》本，唐人增补本。

至金代，汴京国子监博士杨用道（1118~1205 年），博览精品，校书读书，找到辽乾统年间所刊《肘后方》善本，在此基础上，摘录唐慎微《证类本草》之方，以附方形式附于相关各篇之后，再次增订，于皇统四年（1144年）辑为《附广肘后备急方》八卷。现通行八卷本，乃是经其后多次增补的本子，是残本。

所以，今人所见之书，乃是葛洪、陶弘景、杨用道三人撰著而成。

四、校勘体例

1. 此次点校以中国中医科学院图书馆藏明万历二年甲戌（1574年）剑江李栻刻本为底本，以台湾商务印书馆影印文渊阁《四库全书》本《肘后备急方》、上海涵芬楼影印明正统《道藏》本《葛仙翁肘后备急方》、1976年台湾艺文印书馆影印正统《道藏》本《葛仙翁肘后备急方》为对校本，以1955年人民卫生出版社影印《外台秘要方》、1982年人民卫生出版社影印《重修政和经史证类备用本草》、1955年人民卫生出版社影印《医心方》、1955年人民卫生出版社影印江户医学影北宋本《备急千金要方》、1977年人民卫生出版社校点本《本草纲目》、1983年人民卫生出版社点校排印本《医方类聚》及1986年人民卫生出版社《永乐大典医药集》（萧源、张守知等辑）为他校本。点校时，原则上不改动底本，对于书中文理欠妥之处，则据对校本、他校本校之。

2. 此次点校对于原书中的内容，不删节，不改篇，以保持该书的原貌。

3. 原书目录，有两种。其一，序文后、正文前有一全书总目录；其二，原书每册起始处均有该册目录。此次点校，因书中总目录与册目录相同，故而保留总目录，删去册目录。

4. 原书正文中的双行小字，今统一改为单行，与正文字号、字体相同，加圆括号予以说明。

5.原书中的繁体字径改为通行简化汉字，个别简化后易产生歧义的繁体字，如"橘皮"的"橘"，为避免混淆，仍用该字。原书中的异体字、通假字、古今字、俗写字、错别字、避讳字等，凡常见者均据文意径改为正字，不另出注。如"巡"改作"巡"，"栢"改作"柏"，"傍"（作"旁边"解）改作"旁"，"暴"（作"晒"解）改作"曝"，"閇"改作"闭"，"草"改作"蔻"，"痺"改作"痹"，"躃"改作"躄"，"徧"改作"遍"，"颰"改作"飙"，"鼈"改作"鳖"，"愽"改作"博"，"駮"改作"驳"，"蔔"改作"卜"，"飡"改作"餐"，"藏"（作"内脏"解）改作"脏"，"差"（作"病愈"解）改作"瘥"，"勅"改作"敕"，"趂"改作"趁"，"喫"改作"吃"，"趍"改作"趋"，"臮"改作"臭"，"槌"（作"敲打"解）改作"捶"，"脣"改作"唇"，"甆"改作"瓷"，"礠"改作"磁"，"麁""麤"改作"粗"，"剉"改作"锉"，"酖"（作"鸩"解）改作"鸩"，"啗""噉"改作"啖"，"蔕"改作"蒂"，"妬"改作"妒"，"嚏"改作"嚏"，"飰"改作"饭"，"鬲"（作"横膈膜"解）改作"膈"，"箇"改作"个"，"苽"（作"瓜"解）改作"瓜"，"恠"改作"怪"，"裹"改作"裹"，"怳"改作"恍"，"湏"改作"须"，"惛"改作"昏"，"薺"改作"斋"，"猏"改作"豤"，"減"改作"减"，"鑑"改作"鉴"，"欬"改作"咳"，"彊"改作"强"，"殭"改作"僵"，"燋"（作"焦"解）改作"焦"，"叫"改作"叫"，"逈"改作"迥"，"韮"改作"韭"，"厤"改作"厥"，"歴"改作"蹶"，"鱠"（作"细切肉"解）改作"脍"，"欵"改作"款"，"臘"改作"腊"，"絫"改作"累"，"礨"改作"礌"，"鍊"改作"炼"，"綠""菉"（作"绿色"解）改作"绿"，"莾"改作"莽"，"苺"改作"莓"，"閟""祕"改作"秘"，"俛"改作"俯"，"玅"改作"妙"，"母（指）"改作"拇（指）"，"内"（作"放入"解）

6

改作"纳","妳"改作"奶","塈"改作"泥","撚"（作"用手指搓转"解）改作"捻","揑"改作"捏","嚙""齧"改作"啮","煖"改作"暖","柈"改作"盘","皰"改作"疱","柸""盃"改作"杯","碁"改作"棋","藒"改作"劳","瓤"改作"瓢","灑"改作"洒","虵"改作"蛇","矢"改作"屎","疏"（作"蔬菜"解）改作"蔬","踈""疎"改作"疏","豎"改作"竖","蕬"改作"丝","飱"改作"飧","贴"（作"量词，用于配合起来的若干味汤药"解）改作"帖","猯"改作"貒","塼"改作"砖","頪"改作"颊","橢"改作"椭","啘""嗊"改作"哕","盌""椀"改作"碗","厊"改作"尪","徍"改作"往","蝐"改作"猬","文"（作"横纹"解）改作"纹","効"改作"效","蠍"改作"蝎","洩"改作"泄","匈"改作"胸","畜"（作"积聚"解）改作"蓄","燻""薰"改作"熏","鵶"改作"鸦","疋"改作"匹","瘂"改作"哑","鴈"改作"雁","嚥"改作"咽","鷰"改作"燕","瞖"改作"翳","瘖"改作"喑","湧"改作"涌","遊"改作"游","元"（作"原来"解）改作"原","緣"改作"缘","躍"改作"跃","醖"改作"酝","帀"改作"匝","皁"改作"皂","增"改作"增","皶"改作"齄","霑"改作"沾","展"（作"辗转"解）改作"辗","呪"改作"咒","豬"改作"猪","煑"改作"煮","著"改作"着","筯"改作"箸","觜"（作"形状或作用像嘴的东西"解）改作"嘴","杍"改作"梓","眥"改作"眦","鑽"改作"钻","爽"改作"爽","倚"改作"倚","擣"改作"捣","敕"改作"敕","瘆"改作"疹","癆"改作"疗","粘"改作"饴","脭"改作"胰","茵"改作"茵","蛹"改作"蛹","診""㕧"改作"诊","幼"改作"幼","銜"改作"衔","啣"改作"衔","敇"改作"勃","瘤"

改作"瘤","蠏"改作"蟆","蠋"改作"蜡","鐵"改作"铁","貯"改作"贮","初""初"改作"初","乖"改作"乖","牙"改作"互","厤""魇"改作"魇","疬""疬""瘰"改作"疢","吐"改作"吐","宍""宍""宍""宍"改作"肉","蠤"改作"蚕","昃"改作"昃","狅"改作"豚","微"改作"微","匙"改作"匙","灰"改作"灰","黙"改作"默","唖"改作"唾","鲜"改作"鲜","尉"改作"熨","黯"改作"黯","瘰"改作"疬","镮"改作"环","努肉"改作"胬肉","瞳人"改作"瞳仁",等等。若原文为冷僻字而未经规范简化者,则保留原文不予校改。

6. 此次点校采用简体、横排、现代标点,凡原文中表示文字位置的"右""左",一律改为"上""下",不另出注。

7. 该书中药名用字,为方便当代读者使用,一律改为现今通行药名,不另出注。如"芭豆"改作"巴豆","白芨"改作"白及","白敛"改作"白蔹","斑猫"改作"斑蝥","荜拨"改作"荜茇","萆麻人"改作"蓖麻仁","柀楔"改作"菝葜","蚕砂"改作"蚕沙","冬瓜人"改作"冬瓜仁","伏神"改作"茯神","瓜蒌人"改作"瓜蒌仁","苽蒂"改作"瓜蒂","黄耆""黄蓍"改作"黄芪","蒺蔾子"改作"蒺藜子","栝蒌"改作"瓜蒌","麻人"改作"麻仁","马兜零"改作"马兜铃","马牙消"改作"马牙硝","蔓菁花"改作"蔓荆花","蔓菁子"改作"蔓荆子","芒消"改作"芒硝","蜜陀僧"改作"密陀僧","秦胶"改作"秦艽","桃人"改作"桃仁","兔丝子"改作"菟丝子","葳蕤"改作"葳蕤","杏人"改作"杏仁","夜干"改作"射干","郁李人"改作"郁李仁","真珠"改为"珍珠","支子"改作"栀子","栀子人"改作"栀子仁","紫苑"改作"紫菀","蘲芦"改作"藜芦",等等。

8

8. 底本中的中医名词术语用字，与今通行者不同时，一般改用通行之名，不另出注。如"藏府"改作"脏腑"，"五藏六府"改作"五脏六腑"，等等。

9. 原书中漫漶不清的文字，用"■"表示；脱落遗漏文字，用"□"表示。一个"■"或"□"，表示一个文字。如漫漶不清或脱落遗漏的文字字数不明，用"■……■"或"□……□"表示。

10. 全书共八卷，七十三篇，因该书经历代传抄或翻刻，故而现存本内容遗漏颇多，且错讹不少。如卷五"治肠痈肺痈方第三十七"仅存篇目而无内容，"治卒发丹火恶毒疮方第三十八"及"治病癣疥漆疮诸恶疮方第三十九"则均有内容而无篇目，且中间似有缺漏；卷六第四十四至第四十六篇目及内容均缺失。

11. 对于底本与他校本，内容大意相同，仅文句及组合互异者不出校；虚词互异，无关宏旨者亦不出校。此次点校，书中注文存参者，大多数是他校本中的《肘后方》引文，部分非《肘后方》引文，不另说明。

因校注者学识所限，本次校注难免存在疏漏之处，敬祈同道指正。

点校者：申玮红
2024 年 8 月于中国中医科学院

刻《葛仙翁肘后备急方》序

　　尝观范文正曰：不为良相，则愿为良医。而陆宣公之在忠州，亦惟手校方书。每叹其济人之心，先后一揆古人之志，何如其深且远也。予少不习医，而济人一念则耿耿于中，每见海内方书，则购而藏之，方之效者，则珍而录之。以为庶可济人之急，然以不及见古人奇方为恨，尤愧不能为良医。虽藏之多，而无所决择也。今年之夏，偶以巡行至均游武当。因阅《道藏》得《肘后备急方》八卷，乃葛稚川所辑，而陶隐居增补之者，其方多今之所未见。观二君之所自为序，积以年岁，仅成此编，一方一论，皆已试而后录之，尤简易可以应卒。其用心亦勤，其选之亦精矣。矧二君皆有道之士，非世医可比。得其方书而用之中病，固不必为医可以知药，不必择方可以知医。其曰：苟能起信，可免夭横。信其不我欺也。因刻而布之，以快予济人之心云。

　　　　　万历二年甲戌秋仲巡按湖广监察御史剑江李栻书

《葛仙翁肘后备急方》序

　　医有方，古也。古以来著方书者，无虑数十百家，其方殆未可以数计，篇帙浩瀚，苟无良医师，安所适从？况穷乡远地，有病无医，有方无药，其不罹夭折者，几希？丹阳葛稚川，夷考古今医家之说，验其方简要易得，针灸分寸易晓，必可以救人于死者，为《肘后备急方》。使有病者得之，虽无韩伯休，家自有药；虽无封君达，人可为医，其以备急固宜。华阳陶弘景曰：葛之此制，利世实多，但行之既久，不无谬误。乃著《百一方》，疏于《备急》之后，讹者正之，缺者补之，附以炮制、服食诸法，纤悉备具，仍区别内外他犯为三条，可不费讨寻，开卷见病，其以备急益宜。葛陶二君，世共知为有道之士，于学无所不贯，于术无所不通，然犹积年仅成此编。盖一方一论，已试而后录之，非徒采其简易而已。人能家置一帙，遇病得方，方必已病。如历卞和之肆，举皆美玉，入伯乐之厩，无非骏足，可以易而忽之邪？葛自序云：人能起信，可免夭横，意可见矣。自天地大变，此方湮没几绝，间一存者，秘以自宝，是岂制方本意？连帅乌侯，夙多疹疾，宦学之余，留心于医药。前按察河南北道，得此方于平乡郭氏。郭之妇翁，得诸汴之掖庭，变乱之际，与身存亡，未尝轻以示人，迨今而出焉，天也！侯命工刻之，以趣其成，唯恐病者见方之晚也。虽然方之显晦，而人之生死休戚系焉。出自有时，

1

而隐痛恻怛，如是其急者，不忍人之心也。有不忍人之心，斯有不忍人之政矣，则侯之仁斯民也，岂直一方书而已乎？方之出，乃吾仁心之发见者也，因以序见命，特书其始末，以告夫未知者。

至元丙子季秋稷亭段成己题

《葛仙翁肘后备急方》序

亦名《肘后卒救方》，隐居又名《百一方》

　　抱朴子丹阳葛稚川曰：余既穷览坟索，以著述余暇，兼综术数，省仲景、元化、刘、戴、《秘要》、《金匮》、《绿秩》、《黄素方》，近将千卷。患其混杂烦重，有求难得，故周流华夏九州之中，收拾奇异，捃拾遗逸，选而集之，使种类殊分，缓急易简，凡为百卷，名曰《玉函》。然非有力，不能尽写。又见周、甘、唐、阮诸家，各作备急，既不能穷诸病状，兼多珍贵之药，岂贫家野居所能立办？又使人用针，自非究习医方，素识明堂流注者，则身中荣卫尚不知其所在，安能用针以治之哉？是使凫雁挚击，牛羊搏噬，无以异也。虽有其方，犹不免残害之疾。余今采其要约，以为《肘后救卒》三卷，率多易得之药，其不获已，须买之者，亦皆贱价草石，所在皆有；兼之以灸，灸，但言其分寸，不名孔穴。凡人览之，可了其所用，或不出乎垣篱之内，顾眄可具。苟能信之，庶免横祸焉！世俗苦于贵远贱近，是古非今，恐见此方无黄帝、仓公、和、鹊、踰跗之目，不能采用，安可强乎？

华阳隐居《补阙肘后百一方》序

太岁庚辰，隐居曰：余宅身幽岭，迄将十载。虽每植德施功，多止一时之设，可以传方远裔者，莫过于撰述。见葛氏《肘后救卒》，殊足申一隅之思。夫生人所为大患，莫急于疾，疾而不治，犹救火而不以水也。今辇掖左右，药师易寻，郊郭之外，已似难值。况穷村迥野，遥山绝浦，其间枉夭，安可胜言？方术之书，卷轴徒烦，拯济殊寡，欲就披览，迷惑多端。抱朴此制，实为深益。然尚阙漏未尽，辄更采集补阙，凡一百一首，以朱书甄别，为《肘后百一方》，于杂病单治，略为周遍矣。昔应璩为百一诗，以箴规心行。今余撰此，盖欲卫辅我躬。且《佛经》云：人用四大成身，一大辄有一百一病，是故深宜自想，上自通人，下达众庶，莫不各加缮写，而究括之。余又别撰《效验方》五卷，具论诸病证候^①，因药变通，而并是大治，非穷居所资，若华轩鼎室，亦宜修省耳。葛序云：可以施于贫家野居，然亦不止如是。今搢绅君子，若常处闲佚，乃可披检方书，或从禄外邑，将命遐征；或宿直禁闱，晨宵隔绝；或急速戎阵，城栅严阻，忽遇疾仓卒，唯拱手相看，曷若探之囊笥，则可庸竖成医。故备论证候，

---

① 候：明正统《道藏》本作"徒"，句读作"具论诸病证，徒因药变通"，存参。

1

使晓然不滞，一披条领，无使过差也。寻葛氏旧方，至今已二百许年，播于海内，因而济者，其效实多。余今重以该要，庶亦传之千祀，岂止于空卫我躬乎？旧方都有八十六首，检其四蛇两犬，不假殊题；喉舌之间，亦非异处；入冢①御气，不足专名；杂治一条，犹是诸病部类。强致殊分，复成失例。今乃配合为七十九首，于本文究具都无忖减，复添二十二首，或因葛一事，增构成篇；或补葛所遗，准文更撰，具如后录。详悉自究，先次比诸病，又不从类，遂具劳复②在伤寒前，霍乱置耳目后；阴易之事，乃出杂治中；兼题与篇名不尽相符，卒急之时，难于寻检，今亦考③其铨次，庶历然易晓。其解散、脚弱、虚劳、渴痢、发背、呕血，多是贵胜之疾。其伤寒中风，诊候最难分别，皆应取之于脉，岂凡庸能究？今所载诸方，皆灼然可用，但依法施治，无使违逆。其痈疽、金疮，形变甚众，自非具方，未易根尽。其妇女之病、小儿之病，并难治之，方法不少，亦载其纲要云。凡此诸方，皆是撮其枢要，或名医垂记，或累世传良，或博闻有验，或自用得力，故复各题秘要之说，以避文繁。又用药有旧法，亦不复假事事诠诏，今通立定格，共为成准。凡服药不言先食者，皆在食前；应食后者，自各言之。凡服汤云三服再服者，要视病源准候，或疏或数，足令势力相及。毒利药，皆须空腹。补泻其间，自可进粥。凡散，日三者，当取旦、中、暮进之。四五服，则一日之中，量时而分均也。凡下丸散，不云酒水饮者，本方如此，而别说用酒

① 冢：原作"塚"，乃"塚"之形误，"塚"通"冢"，据改。下文诸如此义，径改，不另出注。

② 劳复：原倒，据文义乙转。

③ 考：原作"攷"，据《中国医籍考》（日本丹波元胤撰，陈存仁编校《皇汉医学丛书》第三册，民国25年6月，世界书局）卷四十方论十八"陶氏（弘景）补阙肘后百一方"改。明正统道藏本（1955年7月商务印书馆铅印本）作"复"，存参。

水饮，则是可通用三物服也。凡云分等，即皆是丸散，随病轻重，所须多少，无定铢两，三种五种，皆分均之分两①。凡云丸散之若干分两者，是品诸药，宜多宜少之分两，非必止于若干分两。假令日服三，方寸匕，须瘥止，是三五两药耳。凡云末之，是捣筛如法。㕮咀者，皆细切之。凡云汤煮，取三升，分三服，皆绞去滓而后酌量也。字：方中用鸟兽"屎"作"矢"字，"尿"作"溺"字，"牡鼠"亦作"雄"字，"乾"作"干"字。凡云钱匕者，以大钱上全抄之；若云半钱，则是一钱抄取一边尔，并用五铢钱也。方寸匕，即用方一寸，抄之可也。刀圭，准如两大豆。

炮、熬、炙、洗、治诸药：凡用半夏，皆汤洗五六度，去滑；附子、乌头，炮，去皮，有生用者，随方言之；矾石，熬令汁尽；椒，皆出汗；麦门冬，皆去心；丸散用胶，皆炙；巴豆，皆去心、皮，熬，有生用者，随而言之；杏仁，去尖、皮，熬，生用者言之；葶苈，皆熬；皂荚，去皮、子；藜芦、枳壳、甘草，皆炙；大枣、栀子，擘破；巴豆、桃杏仁之类，皆别研，捣如膏，乃和之；诸角，皆屑之；麻黄，皆去节。凡汤中用芒硝、阿胶、饴糖，皆绞去滓，纳汤中，更微煮令消；红雪、朴硝等，皆状此而入药也；用麻黄，即去节，先煮三五沸，掠去沫后，乃入余药。凡如

---

① 凡云分等，即皆是丸散，随病轻重，所须多少，无定铢两，三种五种，皆分均之分两：参《药治通义》（日本丹波元坚撰，《皇汉医学丛书》，1955 年 11 月，人民卫生出版社）卷十"方剂分量"篇，"又曰：今方家所云等分者，非分两之分，谓诸药斤两多少皆同尔。先视病之大小轻重所须，乃以意裁之。凡此之类，皆是丸散。丸散竟依节度用之，汤酒之中，无等分也（同上）。按：《补阙肘后方》序录曰：凡云分等，即皆是丸散，随病所须多少，无定铢两，三种五种，皆分均之。考仲景方，其称等分者，皆是丸散，汤中方，无复称等分者。《肘后》序录，又曰：凡云丸散之若干分两者，是品诸药宜多宜少之分两，非必止于若干分两。然则丸散之分两，不过大概言之耳"。

3

上诸法，皆已具载在余所撰《本草》上卷中。今之人有此《肘后百一》者，未必得见《本草》，是以复疏方中所用者载之。此事若非留心药术，不可尽知，则安得使之不僻缪也？案病虽千种，大略只有三条而已。一则腑脏经络，因邪生疾；二则四肢九窍，内外交媾；三则假为他物，横来伤害。此三条者，今各以类而分别之，贵图仓卒之时，披寻简易故也。今以内疾为上卷，外发为中卷，他犯为下卷，具列之。云：

上卷三十五首，治内病。

中卷三十五首，治外发病。

下卷三十一首，治为物所苦病。

鹿鸣山续古序

　　观夫古方药品分两、灸穴分寸，不类者，盖古今人体大小或异，脏腑血脉亦有差焉，请以意酌量。药品分两，古序已明。取所服多少配之，或一分为两，或二铢为两，以盏当升可也。如中卷末紫丸方，代赭、赤石脂各一两，巴豆四十、杏仁五十枚。小儿服一麻子，百日者，一小豆且多矣。若两用二铢四累，巴豆四、杏仁五枚，可疗十数小儿，此其类也。灸之分寸，取其人左右中指中节可也。其使有毒狼虎性药，乃急救性命者也。或遇发毒急，掘地作小坑，以水令满，熟搅稍澄，饮水自解，名为地浆，特加是说于品题之后尔。

《附广肘后方》序

　　昔伊尹著《汤液》之论，周公设医师之属，皆所以拯救民疾，俾得以全生而尽年也。然则古之贤臣爱其君，以及其民者，盖非特生者遂之而已。人有疾病，坐视其危苦，而无以救疗之，亦其心有所不忍也。仰惟国家受天成命，统一四海。主上以仁覆天下，轻税损役，约法省刑，蠲积负，柔远服，专务以德养民，故人臣奉承于下，亦莫不以体国爱民为心，惟政府内外宗公，协同辅翼，以共固天保无疆之业，其心则又甚焉。于斯时也，盖民罹兵火，获见太平，边境宁而盗贼息矣，则人无死于锋镝之虑；刑罚清而狴犴空矣，则人无死于桎梏之忧；年谷丰而蓄积富矣，则人无死于沟壑之患。其所可虞者，独民之有疾病夭伤而已，思亦有以救之，其不在于方书矣乎？然方之行于世者多矣，大编广集，奇药群品，自名医贵胄，或不能以兼通而卒具，况可以施于民庶哉？于是行省乃得乾统间所刊《肘后方》善本，即葛洪所谓皆单行径易，约而已验。篱陌之间，顾眄皆药，家有此方，可不用医者也。其书，经陶隐居增修而益完矣。既又得唐慎微《证类本草》，其所附方，皆洽见精取，切于救治，而卷帙尤为繁重，且方随药著，检用卒难。乃复摘录其方，分以类例，而附于《肘后》随证之下，目之曰《附广肘后方》，下监俾更加雠次，且为之序，而刊行之。方虽简要，而该病则众，药多易求，而论效则远，将使家自能医，人无夭横，以溥济斯民于仁寿之域，以上广国家博施爱物之德。其为利，岂小补哉？

皇统四年十月戊子儒林郎汴京国子监博士杨用道谨序

目录

🪷 卷之五

🪷 卷之六

🪷 卷之七

---

① 第四十三：原脱，据正文补。原书各篇目录自第四十三至第七十三，均缺序号，径补，不另出注。

❀ 卷之八

---

① 毒：此后原衍"痛"字，据正文删。

卷之一　　陛一①

救卒中恶死方第一

救卒死，或先病痛，或常居寝卧，奄忽而绝，皆是中恶②。救之方：

一方：取葱黄心，刺其鼻，男左女右，入七八寸③。若使目中血出，佳。扁鹊法同。是后吹耳条中。葛当④言此云刺⑤鼻，故别为一法。

又方：令二人以衣雍口，吹其两耳，极则易。又，可以筒吹之，并捧其肩上。侧身远之，莫临死人上。

又方：以葱叶刺耳。耳中、鼻中血出者，莫怪，无血难治。

---

① 陛一：原脱，据该书体例补。

② 恶：原作"死"，据《四库全书》本及《外台秘要方》卷二十八"卒死方二十四首"条改。

③ 此后，《永乐大典医药集》卷之一千三十六"小儿卒暴中恶候"条有"小儿度量之"，存参。

④ 当：《四库全书》本作"尝"，《永乐大典医药集》卷之一千三十六"小儿卒暴中恶候"条无此字，存参。

⑤ 刺：原作"吹"，据《永乐大典医药集》卷之一千三十六"小儿卒暴中恶候"条改。

有血是候，时当捧两手，忽放之。须臾，死人自当举手捞人，言痛乃止。男刺左鼻，女刺右鼻中，令入七八寸余，大效。亦治自缢死。与此扁鹊方同。

又方：以绵渍好酒中，须臾，置死人鼻中，手按，令汁入鼻中，并持其手足，莫令惊。

又方：视其上唇里弦弦者[①]，有白[②]如黍米大，以针决去之。

又方：以小便灌其面，数回即能语。此扁鹊方法。

又方：取[③]皂荚如大豆，吹其两鼻中，嚏则气通矣。

又方：灸其唇下宛宛中承浆穴，十壮，大效矣。

又方：割雄鸡颈[④]取血，以涂其面，干复涂，并以灰营死人一周。

又方：以管吹下部，令数人互吹之，气通则活。

又方：破白犬以搨心上。无白犬，白鸡亦佳。

又方：取雄鸭，就死人口上断其头，以热血沥口中。并以竹筒吹其下部，极则易人，气通下即活。

又方：取牛马粪尚湿者，绞取汁，灌其口中，令入喉。若

---

① 里弦弦者：《永乐大典医药集》卷之一千三十六"小儿卒暴中恶候"条作"泉弦"，《普济方》卷二百五十五杂治门"自缢附论"篇作"裹弦，有青息肉"，《外台秘要方》卷二十八"卒死方二十四首"条作"里弦，有青息肉"，存参。"泉""里（裹）""裹"，三字形近。

② 有白：《永乐大典医药集》卷之一千三十六"小儿卒暴中恶候"条作"有貌"，《普济方》卷二百五十五杂治门"自缢附论"篇及《外台秘要方》卷二十八"卒死方二十四首"条均无此二字，存参。

③ 取：《永乐大典医药集》卷之一千三十六"小儿卒暴中恶候"条作"以末"，存参。

④ 颈：《重修政和经史证类备用本草》卷第十九禽部三品总五十六种"丹雄鸡"条作"冠"，存参。

口已噤①者，以物强发之；若不可强者，乃扣齿下。若无新者，以人溺解干者，绞取汁。此扁鹊云。

又方：以绳围其死人肘腕，男左女右，毕，伸绳从背上大椎②度以下，又从此灸，横行各半绳。此法三灸，各三，即起③。

又方：令爪其病人人中，取醒。不者，卷其手，灸下纹头，随年。

又方：灸鼻下④人中，三壮也。

又方：灸两足大指爪甲聚毛中，七壮⑤。此华佗法。一云：三七壮。

又方：灸脐中，百壮也。

扁鹊法又云：断豚尾，取血饮之，并缚豚以枕之，死人须臾活。

又云：半夏末，如大豆，吹鼻中。

又方：捣女青屑重一钱匕，开口纳喉中，以水若⑥酒，

---

① 噤：原作"禁"，据《外台秘要方》卷二十八"卒死方二十四首"条改之。

② 椎：原作"槌"，据《四库全书》本改。以下同此者，径改，不另出注。

③ 以绳围其死人肘腕……即起：此段文义晦涩难明，《外台秘要方》卷二十八"卒死方二十四首"条作"以细绳围其人肘腕中，男左女右，伸绳从背上大椎度，以下行脊上，灸绳头（一云五十壮）。又从此灸，横行各半绳。此凡三灸，各灸三壮，即起"。

④ 下：原脱，据《外台秘要方》卷二十八"卒死方二十四首"条补之。

⑤ 七壮：《外台秘要方》卷二十八"中恶方一十三首"条作"各灸二七壮"，存参。

⑥ 若：原作"苦"，据文义改之，作"或，或者"解。

立活。

按：此前救卒死四方，并后尸蹶事，并是魏大夫传中正一真人所说。扁鹊受长桑公子法，寻此传出世，在葛后二十许年，无容知见，当是斯法久已在世，故或言楚王，或言赵王，兼立语次第，亦参差故也。

又，张仲景诸要方：捣薤汁，以灌鼻中。

又方：割丹雄鸡冠血，管吹纳鼻中。

又方：以鸡冠及血涂面上，灰围四边，立起。

又方：猪脂如鸡子大，苦酒一升煮沸，以灌喉中。

又方：大豆二七枚，以鸡子白并酒和，尽以吞之。

救卒死而壮热者。矾石半斤，水一斗半，煮消以渍脚，令没踝。

救卒死而目闭者。骑牛，临面，捣薤汁，灌之耳中，吹皂荚鼻中，立效。

救卒死而张目及舌①者。灸手足两爪后，十四壮。了，饮以五毒诸膏散有巴豆者。

救卒死而四肢不收，屎便者。马屎一升，水三斗，煮取二斗以洗之。又，取牛洞一升，温酒灌口中②。洞者，稀粪也。灸心下一寸、脐上三寸、脐下四寸各一百壮，瘥。

若救小儿卒死而吐利，不知是何病者。马③屎一丸，绞取

---

① 张目及舌：《四库全书》本作"张目及吐舌"，《外台秘要方》卷二十八"卒死方二十四首"作"张目反折"，《金匮要略方论》卷下"杂疗方第二十三"篇作"张口反折"，存参。

② 此后，《本草纲目》兽部第五十卷"牛"条有"或以湿者绞汁亦可"，存参。

③ 马：《金匮要略方论》卷下"杂疗方第二十三"篇作"狗"，存参。

汁以吞①之。无湿者，水煮取汁。

又有备急三物丸散及裴公膏，并在后备急药条中，救卒死尤良，亦可临时合用之。凡卒死、中恶及尸蹶，皆天地及人身自然阴阳之气，忽有乖离否隔，上下不通，偏竭所致，故虽涉死境，犹可治而生，缘气未都竭也。当尔之时，兼有鬼神于其间，故亦可以符术而获济者。

附方：

扁鹊云：中恶与卒死鬼击，亦相类。已死者为治，皆参用此方。捣菖蒲生根，绞汁灌之，立瘥。尸厥之病，卒死，脉犹动，听其耳中如微语声，股间暖是也，亦此方治之。

孙真人治卒死方：以皂角末吹鼻中。

救卒尸蹶死②方第二

尸蹶之病，卒死而脉犹动，听其耳中，循循如啸声，而股间暖是也。耳中虽然啸声而脉动者，故当以尸蹶。救之方：以管吹其左耳中，极，三度；复吹右耳，三度③，活。

又方：捣干菖蒲，以一枣核大，着其舌下。

又方：灸鼻下④人中，七壮。又，灸阴囊下，去下部一寸，百壮。若妇人，灸两乳中间。又云：爪刺人中良久，又针人中至齿，立起。

---

① 吞：《本草纲目》兽部第五十一卷"马"条作"灌"，存参。

② 尸蹶死：原作"死尸蹶"，据原书目录改。

③ 以管吹其左耳中……三度：《外台秘要方》卷二十八"尸厥方一十二首"条作"急，可以芦管吹其两耳，极尽，以气吹之。若人气极，可易人吹之"，存参。

④ 下：原脱，据文义补之。

此亦全是魏大夫传中扁鹊法，即赵太子之患。又，张仲景云：尸一蹶，脉动而无气，气闭不通，故静然而死也。以菖蒲屑纳鼻两孔中，吹之，令人以桂屑着舌下。

又云：扁鹊法，治楚王效。

又方：剔左角发，方二寸，烧末，以酒灌，令入喉，立起也。

又方：以绳围其臂腕，男左女右，绳从大椎上度，下行脊上，灸绳头五十壮，活。此是扁鹊秘法。

又方：熨其两胁下。取灶中墨如弹丸，浆水和饮之。须臾三四，以管吹耳中，令三四人更互吹之。又，小管吹鼻孔，梁上尘如豆，着中吹之，令入，瘥。

又方：白马尾二七茎，白马前脚目二枚，合烧之，以苦酒丸如小豆。开口吞二丸，须臾，服一丸。

又方：针百会，当鼻中入发际五寸，针入三分，补之。针足大指甲下肉侧去甲三分，又针足中指甲上，各三分，大指之内，去端韭叶，又针手少阴、锐骨之端各一分。

又方：灸膻中穴二十八壮。

救卒客忤死方第三

客忤者，中恶之类也，多于道门门外得之，令人心腹绞痛胀满，气冲心胸。不即治，亦杀人。救之方：灸鼻下[①]人中三十壮，令切鼻柱下也，以水渍粳米，取汁一二升，饮之。口已噤[②]者，以物强发之。

---

① 下：原脱，据文义补之。

② 噤：原作"噤"，据《四库全书》本改。

中医非物质文化遗产临床经典名著

又方：捣墨，水和，服一钱匕。

又方：以铜器若瓦器，贮热汤，器着腹上。转冷者，撤去衣，器亲肉；大冷者，易以热汤，取愈则止。

又方：以三重衣着腹上，铜器着衣上，稍稍，少许茅于器中烧之，茅尽益之，勿顿多也，取愈乃止。

又方：以绳横度其人口，以度其脐，去四面各一处，灸各三壮，令四火俱起，瘥。

又方：横度口，中折之，令上头着心下，灸下头五壮。

又方：真丹方寸匕，蜜三合，和服。口噤者，折齿下之。

扁鹊治忤有救卒符并服盐汤法，恐非庸世所能，故不载。而此病，即今人所谓中恶者，与卒死、鬼击亦相类，为治参取而用之。已死者，捣生菖蒲根，绞取汁，含之，立瘥。

卒忤停尸，不能言者。桔梗烧二枚，末之，服。

又方：末细辛、桂，分等。纳口中。

又方：鸡冠血和真朱，丸如小豆，纳口中，与三四枚，瘥。

若卒口噤不开者。末生附子，置管中，吹纳舌下，即瘥矣。

又方：人血和真朱，如梧桐子大，二丸，折齿纳喉中，令下。

华佗：卒中恶，短气欲死。灸足两拇[1]指上甲后聚毛中，各十四壮，即愈。未瘥，又灸十四壮。前救卒死方，三七壮，已有其法。

又，张仲景诸要方：麻黄四两，杏仁七十枚，甘草一两。以水八升，煮取三升，分令咽之。通治诸感忤。

又方：韭根一把，乌梅二十个，茱萸半斤。以水一斗，煮之，以病人栉纳中，三沸。栉浮者生，沉者死。煮得三升，与

---

① 拇：原作"母"，据《四库全书》本改。

饮之。

又方：桂一两，生姜三两，栀子十四枚，豉五合。捣，以酒三升，搅，微煮之，味出去滓，顿服取瘥。

飞尸走马汤：巴豆二枚，杏仁二枚。合绵缠椎，令碎，着热汤二合中，指捻令汁出①，便与饮之，炊间顿下饮，瘥，老②小量之③。通治诸飞尸鬼击④。

又有诸丸散，并在备急药中。客者，客也；忤者，犯也。谓客气犯人也。此盖恶气，治之多愈。虽是气来，鬼魅⑤毒厉之气，忽逢触之，其衰歇，故不能如自然恶气治之，入身而侵克脏腑经络，瘥后，犹宜更为治，以消其余势，不尔，亟终为患，令有时辄发。

附方：

《外台秘要》治卒客忤，停尸不能言。细辛、桂心，等分，纳口中。

又方：烧桔梗二两，末，米饮服，仍吞麝香如大豆许，佳。

《广利方》治卒中客忤垂死。麝香一钱，重研，和醋二合，服之即瘥。

---

① 此后，《医心方》卷十四"治鬼击病方第三"条有"正白"，存参。

② 老：原脱，据《医心方》卷十四"治鬼击病方第三"条补。

③ 指捻令汁出……老小量之：《金匮要略方论》卷上"论一首 脉证十六条 方十四首"条作"捻取白汁，饮之，当下，老小量之"，《外台秘要方》卷七"卒疰方三首"条作"捻取白汁服之，须臾瘥。未瘥，更一服。老小量之"，《外台秘要方》卷十三"飞尸方三首"条作"指捻取白汁，便饮之，食顷当下，老小量服之"，存参。

④ 此后，《外台秘要方》卷七"卒疰方三首"条有"有尸疰者，常蓄此药，用验。忌野猪肉、芦笋"，《外台秘要方》卷十三"飞尸方三首"条有"忌野猪肉、芦笋"，存参。

⑤ 魅：原作"鬼"，据文义改之。

治卒得鬼击方第四

鬼击之病，得之无渐，卒着如人刀刺状，胸胁腹内，绞急切痛，不可抑按，或即吐血，或鼻中出血，或下血，一名鬼排。治之方：灸鼻下人中一壮，立愈。不瘥，可加数壮。

又方：升麻、独活、牡桂，分等。末，酒服方寸匕，立愈。

又方：灸脐下一寸，三壮。

又方：灸脐上一寸，七壮，及两踵白肉际，取瘥。

又方：熟艾如鸭子大，三枚。水五升，煮取二升，顿服之。

又方：盐一升，水二升，和搅饮之，并以冷水噀之。勿令即得吐，须臾吐，即瘥。

又方：以粉一撮，着水中搅，饮之。

又方：以淳酒①吹纳两鼻中。

又方：断白犬一头，取热犬血一升，饮之。

又方：割鸡冠血，以沥口中，令一咽，仍破此鸡以搨心下，冷乃弃之于道边。得乌鸡弥佳，妙。

又方：牛子屎一升，酒三升，煮服之。大牛亦可用之。

又方：刀鞘三寸，烧末，水饮之。

又方：烧鼠屎②，末，服如黍米，不能饮之，以少水和纳口中。

又有诸丸散，并在备急药条中。今巫③实见人，忽有被鬼

---

① 淳酒：《外台秘要方》卷二十八"鬼击一十首"条及《医心方》卷十四"治鬼击病方第三"条均作"淳苦酒"，存参。

② 鼠屎：《外台秘要方》卷二十八"鬼击一十首"条作"鼠"，存参。

③ 此后，《外台秘要方》卷二十八"鬼击一十首"条有"觋"字，存参。

神所摆拂者，或犯其行伍，或遇相触突，或身神散弱，或愆负所贻。轻者因而获免，重者多见死亡，犹如①燕简辈事，非为虚也，必应死，亦不可，要自不得不救尔②。

附方：

《古今录验》疗妖魅猫鬼病人不肯言鬼。方：鹿角屑捣散，以水服方寸匕，即言实也。

治卒魇寐不寤方第五

卧忽不寤，勿以火照，火照之杀人。但痛啮其踵及足拇指甲际，而多唾其面，即活。又，治之方：末皂角，管吹两鼻中，即起。三四日，犹可吹。又以毛刺鼻孔中，男左女右，辗转进之。

又方：以芦管吹两耳，并取病人发二七茎，作绳，纳鼻孔中。割雄鸡冠取血，以管吹入咽喉中，大效。

又方：末灶下黄土，管吹入鼻中。末雄黄，并桂，吹鼻中，并佳。

又方：取井底泥，涂目毕，令人垂头于井中，呼其姓名，即便起也。

又方：取韭③，捣以汁，吹鼻孔。冬月可掘取根，取汁灌于

---

① 此后，《外台秘要方》卷二十八"鬼击一十首"条及《普济方》卷二百五十四杂治门"鬼击附论"条均有"周宣"二字，存参。

② 今巫实见人……要自不得不救尔：此段文字，《外台秘要方》作"今巫觋实见人，忽被神鬼所击刺摆损者，或犯其行伍，或遇相触突，或身神散弱，或愆负所招。轻者获免，重者多死，犹如周宣燕简辈事，不为虚也。必应死者，亦不可疗。要自不得不救之耳"，存参。

③ 韭：《外台秘要方》卷二十八"卒魇方二十一首"条作"薤"，存参。

口中。

又方：以盐汤饮之，多少约在意①。

又方：以其人置地，利刀画地，从肩起，男左女右，令周面②。以刀锋刺病人鼻③，令入一分，急持勿动。其人当鬼神语求哀，乃问："阿谁，何故来？"当自乞去，乃以指灭向所画地，当肩头数寸，令得去，不可不具诘问之也。

又方：以瓦甂覆病人面上，使人疾打，破甂则寤。

又方：以牛蹄或马蹄④，临魇人上⑤。亦可治卒死。青牛尤佳。

又方：捣雄黄，细筛，管吹纳两鼻中。桂，亦佳。

又方：菖蒲末，吹两鼻中。又，桂⑥末纳舌下。

又方：以甂带左索缚其肘后，男左女右，用余稍急绞之。又以麻缚脚，乃诘问其故，约敕解之。令一人坐头守，一人于户内⑦呼病人姓名，坐人应曰"诺，在"，便苏。

卒魇不觉。灸足下大指聚毛中，二十一壮。

---

① 此后，《外台秘要方》卷二十八"卒魇方二十一首"条有"并啮其足大指爪际，痛啮之，即起也"，存参。

② 令周面：《外台秘要方》卷二十八"卒魇方二十一首"条作"画地令周遍，讫"，存参。

③ 此后，《外台秘要方》卷二十八"卒魇方二十一首"条有"下人中"，存参。

④ 牛蹄或马蹄：《医心方》卷十四"治魇不寤方第五"条作"牛若马"，存参。

⑤ 此后，《医心方》卷十四"治魇不寤方第五"条有"二百息"，存参。

⑥ 桂：原脱，据《重修政和经史证类备用本草》卷第六草部上品之上总八十七种"菖蒲"条补。

⑦ 内：《外台秘要方》卷二十八"卒魇方二十一首"条作"外"，存参。

人喜魇及恶梦者。取火死灰^①，着履中，令^②枕。

又方：带雄黄，男左女右。

又方：灸两足大指上聚毛中，灸二十壮。

又方：用真麝香一子于头边。

又方：以虎头枕尤佳。

辟魇寐方：取雄黄如枣核，系左腋下。令人终身不魇寐。

又方：真赤罽，方一尺^③以枕之。

又方：作犀角枕，佳。以青木香纳枕中，并带。

又方：魇，治卒魇寐久。书此符于纸，烧令黑，以少水和之，纳死人口中。悬鉴死者耳前打之，唤死者名，不过半日，即活。

魇卧寐不寤者，皆魂魄外游，为邪所执录，欲还未得所，忌火照。火照，遂不复入。而有灯光中魇者，是本由明出，但不返身中故耳。

附方：

《千金方》治鬼魇不悟。皂荚末，刀圭，起死人。

治卒中五尸方第六

五尸者（飞尸、遁尸、风尸、沉尸、尸注也。今所载方兼治之），其状腹痛胀急，不得气息，上冲心胸，旁攻两胁，或磥

---

① 火死灰：《外台秘要方》卷二十八"卒魇方二十一首"条作"烧死人灰"，存参。

② 令：原作"合"，据《外台秘要方》卷二十八"卒魇方二十一首"条改。

③ 尺：原作"赤"，据《四库全书》本改之。下文诸如此义，径改，不另出注。

块涌起，或挛引腰脊。兼治之方：灸乳后三寸，十四壮，男左女右。不止，更加壮数，瘥。

又方：灸心下三寸，六十壮。

又方：灸乳下一寸，随病左右，多其壮数，即瘥。

又方：以四指尖其痛处，下灸指下际数壮，令人痛，上爪其鼻人中，又爪其心下一寸，多其壮，取瘥。

又方：破鸡子白，顿吞之。口闭者，纳喉中，摇顿令下，立瘥[1]。

又方：破鸡子白，顿吞七枚。不可，再服。

又方：捣商陆根[2]熬，以囊贮，更番熨之，冷复易。虽有五尸之名，其例皆相似，而有小异者（飞尸者，游走皮肤，洞穿脏腑，每发刺痛，变作无常也；遁尸者，附骨入肉，攻凿血脉，每发不可得近，见尸丧、闻哀哭便作也；风尸者，淫跃四肢，不知痛之所在，每发昏恍，得风雪便作也；沉尸者，缠结脏腑，冲心胁，每发绞切，遇寒冷便作也；尸注者，举身沉重，精神错杂，常觉惛废，每节气改变，辄致大恶，此一条别有治后熨也）。凡五尸，即身中尸鬼接引也，共为病害，经术甚有消灭之方，而非世徒能用，今复撰其经要，以救其敝。方：雄黄一两，大蒜一两。令相和似弹丸许，纳二合热酒中，服之，须臾，瘥。未瘥，更作。已有疢者，常蓄此药也。

又方：干姜、桂，分等，末之。盐三指撮，熬令青。米[3]

---

① 破鸡子白……立瘥：《外台秘要方》卷十三"五尸方一十一首"条作"破鸡子一枚，取白生吞之。困者，摇头令下"，存参。

② 捣商陆根：原作"理当陆根"，据《外台秘要方》卷十三"五尸方一十一首"条改。

③ 米：原作"末"，据《永乐大典医药集》卷之九百十"医家论五尸"条改。

合水服之，即瘥。

又方：捣蒺藜子，蜜丸服。如胡豆，二丸，日三。

又方：粳米二升，水六升，煮一沸，服之。

又方：猪肪八合，铜器煎，小沸，投苦酒八合，相和，顿服即瘥。

又方：掘地作小坎，水满中，熟搅，取汁服之。

又方：取屋上四角茅，纳铜器中，以三尺布覆腹，着器布上，烧茅令热，随痛追逐，蹑下痒，即瘥。若瓦屋，削取四角柱，烧之，亦得。极大神良者也。

又方：桂一尺，姜一两，巴豆三枚。合捣末，苦酒和如泥，以傅尸处，燥即瘥。

又方：乌臼根，锉二升。煮令浓，去滓，煎汁。凡五升，则入水一两①，服五合至一升，良。

又方：忍冬茎叶，锉数斛。煮令浓，取汁煎之，服如鸡子一枚。日二三服，佳也。

又方：烧乱发、熬杏仁，等分。捣膏，和丸之，酒服，桐子大三丸，日五六服。

又方：龙骨三分，藜芦二分，巴豆一分。捣，和井花水，服如麻子大，如法丸。

又方：漆叶，曝干，捣末，酒服之。

又方：鼍肝一具，熟煮，切。食之令尽，亦用蒜齑②。

又方：断鳖头，烧末，水服，可分为三度。当如肉者，不

---

① 凡五升，则入水一两：《永乐大典医药集》卷之九百十"医家论五尸"条作"凡一斤，则入水五升"，存参。

② 此后，《重修政和经史证类备用本草》卷二十一"鳗鲡鱼"条有"食之"二字，存参。

尽，后发更作。

又方：雄黄一分，栀子十五枚，芍药一两。水三升，煮取一升半，分再服。

又方：栀子二七枚，烧末，服。

又方：干姜、附子各一两；桂二分；巴豆三十枚，去心，并生用。捣，筛，蜜和，捣万杵。服二丸，如小豆大。此药无所不治。

又，飞尸入腹刺痛死。方：凡犀角、射罔、五注丸，并是好药，别在大方中。治卒有物在皮中如虾蟆，宿昔下入腹中，如杯大①，动摇掣痛，不可堪，过数日即煞人。方：巴豆十四枚，龙胆一两，半夏、土瓜子各一两，桂一斤半。合捣碎，以两布囊贮，蒸热，更番以熨之。亦可煮饮，少少服之。

此本在杂治中，病名曰阴尸，得者多死。

治尸注鬼注方第七

尸注、鬼注病者，葛云：即是五尸之中尸注，又挟诸鬼邪为害也。其病变动，乃有三十六种至九十九种，大略使人寒热、淋沥、恍恍、默默，不的知其所苦，而无处不恶，累年积月，渐就顿滞，以至于死。死后复传之旁人，乃至灭门。觉知此候者，便宜急治之。方：取桑树白皮，曝干，烧为灰，得二斗许，着甑中蒸，令气浃便下。以釜中汤三四斗，淋之又淋，凡三度，

---

① 大：原作"不"，据《诸病源候论》卷二十三"尸病诸候凡十二论"条之"阴尸候：阴尸者，由体虚受于外邪，搏于阴气，阴气壅积。初着之状，起于皮肤内，卒有物，状似虾蟆，经宿与身内尸虫相搏，如杯大，动摇掣痛，不可堪忍。此多因天雨得之，过数日不治即死"改。

极浓止。澄清取二斗，以渍赤小豆二斗，一宿，曝干，干复渍灰，汁尽止。乃湿蒸令熟，以羊肉若鹿肉作羹，进此豆饭，初食一升至二升，取饱满。微者，三四斗，愈。极者，七八斗。病去时，体中自觉疼痒淫淫。或若根本不拔，重为之，神验也。

又方：桃仁五十枚，破研，以水煮取四升，一服尽，当吐。吐病不尽，三两日更作。若不吐，非注。

又方：杜蘅一两，茎一两①，人参半两许，瓠子二七枚，松萝六铢，赤小豆二七枚。捣末，散。平旦温服方寸匕，晚当吐百种物。若不尽，后更服之也。

又方：獭肝一具，阴干，捣末，水服方寸匕，日三。一具未瘥，更作。姚云：神良。

又方：朱砂、雄黄各一两；鬼臼、莴草各半两；巴豆四十枚，去心、皮；蜈蚣两枚。捣，蜜和丸，服如小豆，不得下，服二丸。亦长将行之。姚氏：烧发灰、熬杏仁紫色，分等。捣如脂，猪脂和酒服，梧桐子大，日三服，瘥。

又有华佗狸骨散、龙牙散、羊脂丸诸大药等，并在大方中，及成帝所受淮南丸，并疗痊易灭门。女子、小儿多注车注船，心闷乱，头痛，吐，有此疢者，宜辟。方：车前子、车下李根皮、石长生、徐长卿各数两，分等。粗捣，作方囊，贮半合，系衣带及头。若注船，下暴惨，以和此共带之，又临入船，刻取此船，自烧作屑，以水服之②。

---

① 茎一两：《永乐大典医药集》卷之九百十"尸注"条作"豆豉一两"，存参。

② 若注船……以水服之：《永乐大典医药集》卷之九百十"尸注"条作"若注船，下暴惨，水和此共带之，又临入船，刻取此船木，烧作屑，以水服之"，存参。

附方：

《子母秘录》治尸注。烧乱发如鸡子大，为末，水服之，瘥。

《食医心镜》主传尸，鬼气，咳嗽，疟癖，注气，血气不通，日渐羸瘦。方：桃仁一两，去皮、尖，杵碎。以水一升半煮汁，着米煮粥，空心食之。

治卒心痛方第八

治卒心痛。桃白皮煮汁，宜空腹服之。

又方：桂末若干，姜末，二药并可单用。温酒服方寸匕，须臾，六七服，瘥。

又方：驴屎，绞取汁五六合。及热，顿服，立定。

又方：东引桃枝一把，切。以酒一升，煎取半升，顿服，大效。

又方：生油①半合，温服，瘥。

又方：黄连八两，以水七升，煮取一升五合，去滓。温服五合，每日三服②。

又方：当户以坐。若男子病者，令妇人以一杯水以饮之；若妇人病者，令男子以一杯水以饮之。得新汲水，尤佳。又，以蜜一分，水二分，饮之，益良也。

又方：败布裹盐如弹丸，烧令赤，末，以酒一盏，服之。

---

① 生油：《本草纲目》谷部第二十二卷"胡麻"条作"生麻油"，存参。

② 此后，《外台秘要方》卷七"心痛方八首"条有"忌猪肉、冷水"，存参。

又方：煮三沸汤一升，以盐一合，搅，饮之。若无火作汤，亦可用水^①。

又方：闭气忍之数十度，并以手大指按心下宛宛中，取愈。

又方：白艾成熟者三升，以水三升，煮取一升，去滓，顿服之。若为客气所中者，当吐之虫物。

又方：苦酒一杯，鸡子一枚，着中合搅，饮之。好酒亦可用。

又方：取灶下热灰，筛去炭分，以布囊贮，令灼灼尔，便更番以熨痛上。冷，更熬热。

又方：蒸大豆，若煮之，以囊贮，更番熨痛处。冷，复易之。

又方：切生姜若干姜半升，以水二升，煮取一升，去滓，顿服。

又方：灸手中央长指端三壮。

又方：好桂，削去皮，捣，筛，温酒服三方寸匕。不瘥者，须臾，可六七服。无桂者，末干姜，佳^②。

又方：横度病人口，折之，以度心厌下，灸度头三壮。

又方：画地作五行字，撮中央土，以水一升，搅，饮之也。

又方：吴茱萸二升，生姜四两，豉一升。酒六升，煮三升半。分三服。

又方：人参、桂心、栀子擘、甘草炙、黄芩各一两。水六

---

① 亦可用水：《外台秘要方》卷七"卒心痛方一十四首"条作"仍可用水盐或半升服之"，存参。

② 好桂……佳：《外台秘要方》卷七"心痛方八首"条作"桂心末，温酒服方寸匕，须臾，六七服。干姜依上法服之，亦佳。忌生葱"，存参。

升，煮取二升。分三服，奇效①。

又方：桃仁七枚，去皮、尖，熟，研。水合顿服，良。亦可治三十年患。

又方：附子二两，炮；干姜一两。捣，蜜丸，服四丸，如梧子大，日三。

又方：吴茱萸一两半；干姜、准上桂心一两；白术二两；人参，橘皮，椒去闭口及子、汗，甘草炙，黄芩，当归，桔梗各一两；附子一两半，炮。捣，筛，蜜和为丸，如梧子大。日三，稍加至十丸、十五丸，酒饮下②，饭前食后任意，效验。

又方：桂心八两，水四升，煮取一升，分三服③。

又方：苦参三两，苦酒升半，煮取八合，分再服。亦可用水。无煮者，生亦可用。

又方：龙胆四两，酒三升，煮取一升半，顿服。

又方：吴茱萸五合，桂一两。酒二升半，煎取一升，分二服，效。

又方：吴茱萸二升，生姜四两，豉一升。酒六升，煮取二升半，分为三服。

又方：白鸡一头，治之如食法。水三升，煮取二升，去鸡煎汁，取六合，纳苦酒六合，入珍珠一钱，复煎取六合，纳末麝香如大豆二枚。顿服之。

---

① 此后，《外台秘要方》卷七"卒心痛方一十四首"条有"忌海藻、菘菜、生葱"，存参。

② 如梧子大……酒饮下：《外台秘要方》卷七"心痛方八首"条作"一服五丸，如梧子大，日三服，稍加至十五丸。忌猪肉、生葱、海藻、菘菜、桃、李、雀肉等。药尽，更合酒饮无拘"，存参。

③ 此后，《外台秘要方》卷七"卒心痛方一十四首"条有"忌生葱"，存参。

又方：桂心、当归各一两，栀子十四枚。捣为散，酒服方寸匕，日三五服。亦治久心病，发作有时节者也^①。

又方：桂心二两，乌头一两。捣，筛，蜜和为丸。一服如梧子大三丸，渐加之^②。

暴得心腹痛如刺。方^③：苦参、龙胆各二两，升麻、栀子各三两。苦酒五升，煮取二升，分二服。当大吐，乃瘥。

治心疝发作，有时激痛难忍。方：真射罔、吴茱萸，分等。捣末，蜜和丸，如麻子。服二丸，日三服。勿吃热食。

又方：灸心鸠尾下一寸，名巨阙，及左右一寸，并百壮。又与物度颈及度脊，如之，令正相对也，凡灸六处。

治久患心^④痛，不能饮食，头中疼重。方^⑤：乌头六分，椒六分，干姜四分^⑥。捣末，蜜丸，酒饮服，如大豆四丸，稍加之^⑦。

又方：半夏五分，细辛五分，干姜二分，人参三分，附子一分。捣末，苦酒和丸如梧子大。酒服五丸，日三服。

---

① 此后，《外台秘要方》卷七"卒心痛方一十四首"条有"忌生葱"，存参。

② 此后，《外台秘要方》卷七"卒心痛方一十四首"条有"忌生葱、猪肉"，存参。

③ 方：《外台秘要方》卷七"卒心痛方一十四首"条作"苦参汤方"，存参。

④ 心：原作"常"，据《外台秘要方》卷七"心痛不能饮食方二首"条改。

⑤ 方：《外台秘要方》卷七"心痛不能饮食方二首"条作"乌头丸方"，存参。

⑥ 此后，《外台秘要方》卷七"心痛不能饮食方二首"条有"桂心四分"，存参。

⑦ 此后，《外台秘要方》卷七"心痛不能饮食方二首"条有"忌生葱"，存参。

治心下牵急懊痛。方：桂三两，生姜三两，枳实五枚。水五升，煮取三升，分三服。亦可加术二两、胶饴半斤。

治心肺伤动冷痛。方：桂心二两，猪肾二枚。水八升，煮取三升。分三服。

又方：附子二两，干姜一两。蜜丸，服四丸如梧子大[1]，日三服[2]。

治心痹心痛。方：蜀椒一两，熬令黄，末之，以狗心血丸之，如梧子。服五丸[3]，日五服。

治心下坚痛，大如碗，边如旋盘，名为气分，饮水所结。方：枳实七枚，炙术三两。水一斗，煮取三升，分为三服，当稍软也[4]。

若心下百结积，来去痛者。方：吴茱萸末一升，真射菵如弹丸一枚。合捣，以鸡子白和丸，丸如小豆大。服二丸，即瘥。

治心痛多唾，似有虫。方：取六畜心，生切，作十四窬，刀纵横各割之，以真丹一两，粉内[5]割中[6]。旦悉吞之，入雄黄、麝香，佳。

---

① 此后，《外台秘要方》卷七"心下悬急懊痛方四首"条有"酒饮并得"，存参。

② 此后，《外台秘要方》卷七"心下悬急懊痛方四首"条有"忌猪肉、冷水"，存参。

③ 九：原作"九"，据《四库全书》本改。此后，《永乐大典医药集》卷之一万三千八百七十七"心痹"条有"生姜汤下"，存参。

④ 当稍软也：《外台秘要方》卷七"心痛癥块方二首"条作"腹中软，即当散也。忌桃李雀肉等"，存参。

⑤ 内：原作"肉"，据《外台秘要方》卷七"多唾停饮心痛方二首"条改。

⑥ 以真丹一两，粉内割中：《外台秘要方》卷七"多唾停饮心痛方二首"条作"纳少真朱砂着中"，存参。

饥而心痛者，名曰饥疝。龙胆、附子、黄连，分等。捣，筛，服一钱匕，日三度服之。

附方：

《药性论》主心痛中恶，或连腰脐者。盐如鸡子大，青布裹，烧赤，纳酒中。顿服，当吐恶物。

《拾遗》序：延胡索止心痛，末之，酒服。

《圣惠方》治久心痛，时发不定，多吐清水，不下饮食。以雄黄二两，好醋二升，慢火煎成膏，用干蒸饼，丸如梧桐子大。每服七丸，姜汤下。

又方：治九种心痛妨闷。用桂心一分，为末，以酒一大盏，煎至半盏，去滓，稍热服，立效。

又方：治寒疝心痛，四肢逆冷，全不饮食。用桂心二两，为散。不计时候，热酒调下一钱匕。

《外台秘要》治卒心痛。干姜为末，水饮调下一钱。

又方：治心痛。当归为末，酒服方寸匕。

又：《必效》治蛔心痛。熊胆如大豆，和水服，大效。

又方：取鳗鲡鱼，淡炙令熟。与患人食一二枚，永瘥。饱食弥佳。

《经验方》治四十年心痛不瘥。黍米，淘汁，温服，随多少。

《经验后方》治心痛。姜黄一两，桂穰三两。为末，醋汤下一钱匕。

《简要济众》治九种心痛，及腹胁积聚滞气。筒子干漆二两，捣碎，炒烟出，细研，醋煮，面糊和丸，如梧桐子大。每服五丸至七丸，热酒下，醋汤亦得，无时服。

姚和众治卒心痛。郁李仁三七枚，烂嚼，以新汲水下之，饮温汤尤妙。须臾痛止，却煎薄盐汤热呷之。

《兵部手集》治心痛不可忍，十年五年者，随手效。以小蒜酽醋煮，顿服之，取饱。不用着盐。

治卒腹痛方第九

治卒腹痛。方：书舌上作风字，又画纸上作两蜈蚣相交，吞之。

又方：捣桂末，服三寸匕。苦酒、人参、上好干姜，亦佳①。

又方：粳米二升，以水六升，煮二七沸，饮之。

又方：食盐一大把，多饮水送之，忽当吐，即瘥。

又方：掘土作小坎，水满坎中，熟搅取汁，饮之。

又方：令人骑其腹，溺脐中。

又方：米粉一升，水二升，和饮。

又方：使病人伏卧，一人跨上，两手抄举其腹，令病人自纵重轻举抄之，令去床三尺许，便放之。如此二七度止。拈取其脊骨皮，深取痛引之，从龟尾至顶乃止。未愈，更为之。

又方：令卧枕高一尺许，拄膝，使腹皮踧气入胸，令人抓其脐上三寸，便愈。能干咽吞气数十遍者，弥佳。此方亦治心痛，此即伏气。

治卒得诸疝，小腹及阴中相引，痛如绞，自汗出，欲死。

---

① 捣桂末……亦佳：《外台秘要方》卷七"卒腹痛方七首"条作"桂末三匕，酒服。人参上好、干姜亦佳。忌生葱"，《医心方》卷六"治腹痛方第四"条作"捣桂，下筛，服三方寸匕。苦参亦佳，干姜亦佳"，存参。

方：捣沙参，末，筛，服方寸匕，立瘥。

此本在杂治中，谓之寒疝，亦名阴疝，此治不瘥，可服诸利丸下之。作走马汤，亦佳。

治寒疝腹痛，饮食下，唯不觉其流行。方：椒二合，干姜四两。水四升，煮取二升，去滓，纳饧一斤，又煎取半分，再服，数数服之。

又方：半夏一升，桂八两，生姜一升。水六升，煮取二升，分为三服。

治寒疝，来去每发，绞痛。方：吴茱萸三两，生姜四两，豉二合。酒四升，煮取二升，分为二服。

又方：附子一枚，椒二百粒，干姜半两，半夏十枚，大枣三十枚，粳米一升。水七升，煮米熟，去滓，一服一升，令尽。

又方：肉桂一斤，吴茱萸半升。水五升，煮取一升半，分再服。

又方：牡蛎、甘草、桂各二两，水五升，煮取一升半，再服。

又方：宿乌鸡一头，治如食法；生地黄七斤，合细锉之。着甑蔽中蒸，铜器承，须取汁，清旦服，至日晡令尽。其间，当下诸寒癖，讫，作白粥渐食之。久疝者，下三剂。

附方：

《博济方》治冷热气不和，不思饮食，或腹痛疠刺。山栀子、川乌头，等分，生捣为末，以酒糊丸，如梧桐子大。每服十五丸，炒生姜汤下。如小肠气痛，炒茴香、葱、酒，任下二十丸。

《经验方》治元脏气发久冷，腹痛虚泻。应急大效玉粉丹：

生硫黄五两，青盐一两。以①上滚②细研，以蒸饼为丸，如绿豆大。每服五丸，热酒空心服，以食压之。

《子母秘录》治小腹疼，青黑，或亦不能喘。苦参一两，醋一升半，煎八合，分二服。

《圣惠方》治寒疝，小腹及阴中相引痛，自汗出。以丹参一两，杵为散，每服热酒调下二钱匕，佳。

治心腹俱痛方第十

治心腹俱胀痛③，短气欲死或已绝。方：取栀子十四枚，豉七合。以水二升，先煮豉取一升二合，绞去滓，纳栀子，更煎，取八合，又绞去滓，服半升。不愈者，尽服之。

又方：浣小衣，饮其汁一二升，即愈。

又方：桂二两，切，以水一升二合，煮取八合，去滓，顿服。无桂者，着干姜，亦佳。

又方：乌梅二七④枚，以水五升，煮一沸，纳大钱二七⑤枚，煮得二升半。强人可顿服，羸人可分为再服，当下便愈。

又方：茱萸一两，生姜四两，豉三合，酒四升，煮取二升。分为三服，即瘥。

---

① 以：原作"已"，据文义改。

② 滚：原作"衮"，据《四库全书》本改。

③ 此后，《外台秘要方》卷七"心腹痛及胀满痛方一十首"条有"烦满"，存参。

④ 二七：《永乐大典医药集》卷之二千八百十"梅"条作"二十七"，存参。

⑤ 二七：《永乐大典医药集》卷之二千八百十"梅"条作"二十"，存参。

又方：干姜一两，巴豆二两，捣蜜丸。一服如小豆二丸，当吐下，瘥。

治心腹相连常胀痛。方[1]：狼毒二两，附子半两。捣，筛，蜜丸如梧子大。日一服一丸；二日二丸；三日后服三丸，再一丸；至六日，服三丸。自一至三以常服，即瘥[2]。

又方：吴茱萸一合，干姜四分，附子、细辛、人参各二分。捣，筛，蜜丸如梧子大。服五丸[3]，日三服[4]。

凡心腹痛，若非中恶霍乱，则是皆宿结冷热所为。今此方可采以救急，瘥后，要作诸大治，以消其根源也。

附方：

《梅师方》治心腹胀坚，痛闷不安，虽未吐下，欲死。以盐五合，水一升，煎令消。顿服，自吐下，食出即定。不吐，更服。

孙真人方：治心腹俱痛。以布裹椒，薄注上，火熨。令椒汗出，良。

《十全方》心脾痛。以高良姜细锉，炒，杵末，米饮调下一钱匕，立止。

---

① 方：《外台秘要方》卷七"心腹痛及胀满痛方一十首"条作"狼毒丸方"，存参。

② 此后，《外台秘要方》卷七"心腹痛及胀满痛方一十首"条有"忌猪肉、冷水"，存参。

③ 此后，《外台秘要方》卷七"心腹痛及胀满痛方一十首"条有"酒饮并得"，存参。

④ 此后，《外台秘要方》卷七"心腹痛及胀满痛方一十首"条有"忌猪肉、生菜等"，存参。

治卒心腹烦满方第十一

治卒心腹烦满，又胸胁痛欲死。方：以热汤，令灼灼尔，渍手足，复易。秘方①。

又方：青布方寸，鹿角三分，乱发灰二钱匕。以水二升，煮令得一升五合，去滓，尽服之。

又方：锉薏苡根，浓煮取汁，服三升。

又方：取比轮钱二十枚，水五升，煮取三沸，日三服。

又方：捣香菜汁，服一二升。水煮干姜，亦佳。

又方：即用前心痛栀子豉汤法，瘥。

又方：黄芩一两，杏仁二十枚，牡蛎一两。水三升，煮取一升，顿服。

治厥逆烦满，常欲呕。方：小草、桂、细辛、干姜、椒各二两；附子二两，炮。捣，蜜和丸，服如桐子大四丸。

治卒吐逆。方：灸乳下一寸，七壮，即愈。

又方：灸两手大拇指内边爪后第一纹头各一壮，又灸两手中央长指爪下一壮，愈。

此本杂治中，其病亦是痰饮②霍乱之例，兼宜依霍乱条法治之。人卒在此上条，患者亦少③，皆因他病兼之耳。或从伤寒未复，或从霍乱吐下后虚燥，或是劳损服诸补药痞满，或触寒

---

① 以热汤……秘方：《外台秘要方》卷七"卒心腹胀满方六首"条作"热煮汤，令灼灼尔，以渍手足，冷则易，秘之"，存参。

② 饮：原作"壅"，据《外台秘要方》卷七"卒心腹胀满方六首"条改。

③ 人卒在此上条，患者亦少：《外台秘要方》卷七"卒心腹胀满方六首"条作"人平居有患者亦少"，存参。

热邪气，或食饮协毒，或服药失度，并宜各循其本源为治，不得专用此法也。

附方：

《千金方》治心腹胀，短气。以草豆蔻一两，去皮，为末，以木瓜生姜汤下半钱。

《斗门方》治男子女人久患气胀心闷，饮食不得，因食不调，冷热相击，致令心腹胀满。方：厚朴，火上炙，令干，又蘸姜汁炙，直待焦黑为度。捣，筛，如面。以陈米饮调下二钱匕，日三服，良。亦治反胃，止泻，甚妙。

《经验方》治食气遍身黄肿，气喘，食不得，心胸满闷。不蛀皂角，去皮、子，涂好醋，炙令焦，为末，一钱匕。巴豆七枚，去油膜。二件以淡醋及研好墨为丸，如麻子大。每服三丸，食后陈橘皮汤下，日三服，隔一日增一丸，以利为度。如常服，消酒食。

《梅师方》治腹满不能服药。煨生姜，绵裹，纳下部中，冷即易之。

《圣惠方》治肺脏壅热，烦闷。新百合四两，蜜半盏，和蒸令软。时时含一枣大，咽津。

卷之二　　陛二

治卒霍乱诸急方第十二

凡所以得霍乱者，多起饮食，或饮食生冷杂物，以肥腻酒鲙，而当风履湿，薄衣露坐，或夜卧失覆之所致。初得之，便务令暖，以炭火布其所卧下，大热减之。又并蒸被絮若衣絮，自抱①，冷易热者。亦可烧地，令热水沃，敷薄布、席，卧其上，厚覆之。亦可作灼灼尔，热汤着瓮中，渍足，令至膝，并铜器贮汤，以着腹上，衣藉之，冷复易。亦可以熨斗贮火，着腹上。如此而不净者，便急灸之，但明案次第，莫为乱灸。须有其病，乃随病灸之。未有病，莫预灸。灸之虽未即愈，要万不复死矣，莫以灸不即愈②而止。灸霍乱，艾丸苦不大，壮数亦不多，本方言七壮为可，四五十③无不便，火下得活。服旧方用理中丸，及厚朴大豆豉通脉半夏汤。先辈所用药皆难得，今但疏良灸之法及单行数方，用之有效，不减于贵药。已死未久者，犹可灸。

---

① 抱：原作"苞"，据《医心方》卷十一"治霍乱方第一"条改。

② 愈：原脱，据《四库全书》本补。

③ 十：《医心方》卷十一"治霍乱方第一"条作"壮"，存参。

余药乃可难备，而理中丸、四顺、厚朴诸汤，可不预合，每向秋月，常买自随。

卒得霍乱，先腹痛者。灸脐上十四壮，名太仓，在心厌下四寸，更度之。

先洞下者。灸脐边二①寸，男左女右，十四壮，甚者至三十四十壮，名大肠募。洞者，宣②泻。

先吐者。灸心下一寸，十四壮。又并治下痢不止，上气，灸五十壮。名巨阙，正心厌尖头下一寸是也。

先手足逆冷者。灸两足内踝上一夫③是也，两足各七壮，不愈加数。名三阴交，在内踝尖上三寸是也。

转筋者。灸脚心下，名涌泉。又，灸当足大拇指聚筋上六七壮④。又，灸足大指下约中一壮。神验。

又方：灸大指上爪甲际，七壮。

转筋入腹痛者。令四人捉手足，灸脐左二⑤寸，十四壮⑥。灸股中大筋上，去阴一寸。

若哕者。灸手腕第一约理中，七壮。名心主，当中指。

---

① 二：原作"一"，据《外台秘要方》卷六"霍乱杂灸法二十六首"条改。

② 宣：原作"宜"，据《外台秘要方》卷六"霍乱不止及洞下泄痢方八首"条改。

③ 一夫：原作"一尖骨"，据《医心方》卷十一"治霍乱手足冷方第十一"条改。

④ 灸脚心下……灸当足大拇指聚筋上六七壮：原作"灸蹶心，当拇指大聚筋上，六七壮，名涌泉"，据《外台秘要方》卷六"霍乱杂灸法二十六首"条改。

⑤ 二：《医心方》卷十一"治霍乱转筋方第十"条作"一"，存参。

⑥ 壮：原脱，据《外台秘要方》卷六"霍乱杂灸法二十六首"条补

中医非物质文化遗产临床经典名著

下利不止者。灸足大指本节内侧一^①寸白肉际，左右各七壮，名大都。

干呕者。灸手腕后三寸，两筋间，是左右各七壮，名间使。若正厥呕绝，灸之便通。

《小品方》起死：吐且下利者，灸两乳边^②连^③黑^④外近腋^⑤白肉际，各七壮。亦可至二七壮。

若吐止而利不止者。灸脐下^⑥一夫约^⑦中，七壮。又云：脐下一寸，二七壮。

若烦闷凑^⑧满者。灸心厌下三寸，七壮，名胃^⑨管。

又方：以盐纳脐中，上灸^⑩二七壮。

若达脐痛急者，灸脐下三寸，三七壮，名关元，良。

---

① 一：原脱，据《外台秘要方》卷六"霍乱杂灸法二十六首"条补。

② 边：原脱，据《外台秘要方》卷六"霍乱杂灸法二十六首"条补。

③ 连：《医心方》卷十一"治霍乱下利不止方第五"条无此字，疑原书中"连"乃"边"之形误，存参。

④ 黑：《医心方》卷十一"治霍乱下利不止方第五"条作"里"，与原书中"黑"字形近，存参。

⑤ 腋：原作"腹"，据《外台秘要方》卷六"霍乱杂灸法二十六首"条改。

⑥ 下：原脱，据《医心方》卷十一"治霍乱下利不止方第五"条补。

⑦ 约：原作"纳"，据本卷中"灸足大指下约中一壮"及《医心方》卷十一"治霍乱下利不止方第五"条改。

⑧ 凑：《外台秘要方》卷六"霍乱杂灸法二十六首"条作"急"，存参。

⑨ 胃：《医心方》卷十一"治霍乱心腹胀满方第三"条作"上"，存参。

⑩ 上灸：《外台秘要方》卷六"霍乱杂灸法二十六首"条作"灸上"，存参。

治霍乱神秘起死灸法。以物横度病人口^①中，屈之，从心鸠尾^②度以下，灸。先灸中央，毕，更横灸左右也^③。又，灸脊上，以物围，令正当心厌。又，夹脊左右一寸，各七壮。是腹背各灸三处也。

华佗治霍乱已死，上屋唤魂，又以诸治皆至，而犹不瘥者。捧病人腹，卧之，伸臂，对以绳度两^④肘尖头，依绳下，夹背脊大骨空^⑤中，去脊各一寸，灸之百壮。不治者，可灸肘椎。已试数百人，皆灸毕即起坐。佗以此术传子孙，代代皆秘之。

上此前并是灸法。

治霍乱心腹胀痛，烦满短气，未得吐下。方：盐二升，以水五升，煮取二升，顿服，得吐愈。

又方：生姜若干姜一二升，㕮咀，以水六升，煮三沸，顿服。若不即愈，更可作，无新药，煮滓亦得。

又方：饮好苦酒三升，小、老、羸者，可饮一二升。

又方：温酒一二升，以蜡如弹丸一枚置酒中，消乃饮。无蜡，以盐二方寸匕代，亦得。

又方：桂屑半升，以暖饮二升和之，尽服之。

---

① 口：原作"人"，据《外台秘要方》卷六"霍乱杂灸法二十六首"条改。

② 尾：此后原衍"飞"字，据《外台秘要方》卷六"霍乱杂灸法二十六首"条删。

③ 先灸中央，毕，更横灸左右也：《外台秘要方》卷六"霍乱杂灸法二十六首"条作"度下头五壮。横度左右，复灸五壮。此三处并当先灸中央，毕，更横度左右也"，存参。

④ 两：此后原衍"头"字，据《外台秘要方》卷六"霍乱杂灸法二十六首"条删。

⑤ 空：原作"肉"，据《外台秘要方》卷六"霍乱杂灸法二十六首"条改。

又方：浓煮竹叶汤五六升，令灼已转筋处。

又方：取楠若樟木，大如掌者，削之，以水三升，煮三沸，去滓，令灼之也。

又方：服干姜屑三方寸匕。

又方：取蓼若叶，细切二升，水五升，煮三沸，顿服之。煮干苏若生苏汁，饮①亦佳。

又方：小蒜一升，㕮咀，以水三升，煮取一升，顿服之。

又方：以暖汤渍小蒜五升许，取汁服之，亦可。

又方：以人血合丹服，如梧子大，二丸。

又方：生姜一斤，切，以水七升，煮取二升，分为三服。

又方：取卖解家机上垢，如鸡子大，温酒服之，瘥。

又方：饮竹沥少许，亦瘥。

又方：干姜二两，甘草二两，附子一两。水三升，煮取一升，纳猪胆一合，相和，分为三服。

又方：芦蓬茸一大把，浓煮，饮二升，瘥。

若转筋。方：烧铁令赤，以灼踵白肉际上近后，当纵铁，以随足为留停，令成疮，两足皆尔。须臾间，热入腹，不复转筋，便愈。可脱刀烧虾尾，用之即瘥。

又方：煮苦酒三沸，以摩之②，合少粉尤佳。以絮胎缚，从当膝下至足。

又方：烧栀子二七枚，研末，服之。

又方：桂、半夏，等分。末，方寸匕，水一升和，服之，瘥。

---

① 饮：原作"即"，据《本草纲目》草部第十四卷"苏"条改。

② 以摩之：《外台秘要方》卷六"霍乱转筋方一十四首"条作"浸毡裹转筋上"，存参。

又方：生大豆屑，酒和，服方寸匕。

又方：烧蜈蚣膏，傅之即瘥。

若转筋入肠[1]中，如欲转者。取鸡屎白一方寸匕[2]一寸，水六合，煮三沸，顿服之。勿令病者知之。

又方：苦酒煮衣絮，絮中令温，从转筋处裹之。

又方：烧编荐索三指[3]撮，仍酒服之，即瘥。

又方：釜底黑末，酒服之，瘥。

若腹中已转筋者。当倒担病人，头在下，勿使及地，腹中平，乃止。

若两臂脚及胸胁转筋。取盐一升半，水一斗，煮，令热灼灼尔，渍手足。在胸胁者，汤洗之。转筋入腹中，倒担病人，令头在下，腹中平乃止。若剧者引阴[4]，阴缩必死，犹在，倒担之，可冀[5]活耳。

若注痢不止，而转筋入腹，欲死。生姜一两累，擘破[6]，以酒升半，煮合三四沸，顿服之，瘥。

治霍乱吐下后，心腹烦满。方：栀子十四枚，水三升，煮取二升。纳豉七合，煮取一升，顿服之。呕者，加橘皮二两。

---

① 肠：《外台秘要方》卷六"霍乱转筋方一十四首"条作"腹"，存参。

② 一方寸匕：原作"一寸"，据《外台秘要方》卷六"霍乱转筋方一十四首"条改。

③ 指：原脱，据《医心方》卷十一"治霍乱转筋方第十"条补。

④ 若剧者引阴：原作"若极者，手引阴"，据《外台秘要方》卷六"霍乱转筋方一十四首"条改。

⑤ 冀：原脱，据《外台秘要方》卷六"霍乱转筋方一十四首"条补。

⑥ 生姜一两累，擘破：《外台秘要方》卷六"霍乱转筋方一十四首"条作"生姜三两，捣破"，《医心方》卷十一"治霍乱欲死方第十三"条作"生姜三累拍破"，存参。

若烦闷，加豉一升，甘草一两，蜜一升，增水二升，分为三服。

治霍乱烦躁，卧不安稳。方：葱白二十茎，大枣二十枚，水三升，煮取二升，顿服之。

治霍乱吐下后，大渴多饮，则煞人。方：以黄米五升，水一斗，煮之，令得三升。清澄稍稍饮之，莫饮余物也。

崔氏云：理中丸。方：甘草三两，干姜、人参、白术各一两。捣，下筛，蜜丸如弹丸。觉不住，更服一枚，须臾，不瘥，仍温汤一斗，以糜肉中服之。频频三五度，令瘥，亦可用酒服。

四顺汤，治吐下，腹干呕，手足冷不止。干姜、甘草、人参，附子各二两。水六升，煮取三升半，分为三服。若下不止，加龙骨一两。腹痛甚，加当归二两，胡洽用附子一枚，桂一两。人患[①]霍乱，亦不吐痢，但四肢脉沉，肉冷，汗出渴者，即瘥。

厚朴汤，治烦呕腹胀。厚朴四两，炙桂二两，枳实五枚，炙生姜三两。以水六升，煮取二升，分为三服。

凡此汤四种，是霍乱诸患皆治之，不可不合也。霍乱若心痛尤甚者，此为挟毒，兼用中恶方治之。

附方：

孙真人治霍乱。以胡椒三四十粒，以饮吞之。

《斗门方》治霍乱。用黄杉木劈开作片，一握，以水浓煎一盏，服之。

《外台秘要》治霍乱烦躁。烧乱发如鸡子大，盐汤三升，和服之。不吐，再服。

又方：治霍乱腹痛吐痢。取桃叶三升，切，以水五升，煮取一升三合，分温二服。

---

① 患：原脱，据文义补。

《梅师方》治霍乱心痛,利,无汗。取梨叶枝一大握,水二升,煎取一升,服。

又方:治霍乱后,烦躁,卧不安稳。葱白二十茎,大枣二十枚,以水三升,煎取二升,分服。

《兵部手集》救人霍乱,颇有神效。浆水稍酸味者,煎干姜屑呷之,夏月腹肚不调,煎呷之,瘥。

孙用和治大泻,霍乱不止。附子一枚,重七钱,炮,去皮、脐,为末。每服四钱,水两盏,盐半钱,煎取一盏,温服立止。《集效方》治吐泻不止,或取转,多四肢发厥,虚风,不省人事,服此,四肢渐暖,神识便省。

回阳散:天南星为末,每服三钱,入京枣三枚,水一盏半,同煎至八分,温服,未省再服。《圣惠方》治霍乱转筋垂死。败蒲席一握,细切,浆水一盏,煮汁,温温顿服。

又方:治肝虚转筋。用赤蓼茎、叶,切,三合,水一盏,酒三合,煎至四合,去滓,温分二服。

又方:治肝风虚,转筋入腹。以盐半斤,水煮少时,热渍之,佳。

孙尚药治脚转筋,疼痛挛急者。松节一两,细锉如米粒,乳香一钱。上件药用银石器纳,慢火炒令焦,只留三分性,出火毒。研细,每服一钱至二钱,热木瓜酒调下,应时筋病皆治之。

《古今录验方》治霍乱转筋。取蓼一手把,去两头,以水二升半,煮取一升半,顿服之。

治伤寒时气温病方第十三

治伤寒及时气温病，及头痛，壮热，脉大，始得一日。方：取旨苋根、叶，合捣，三升许，和之真丹一两，水一升，合煮，绞取汁，顿服之，得吐便瘥。若重，一升尽服，厚覆取汗，瘥。

又方：小蒜一升，捣取汁三合，顿服之。不过，再作，便瘥。

又方：乌梅二七枚，盐五合，以水三升，煮取一升，去滓，顿服之。

又方：取生梓木，削去黑皮，细切，里白一升，以水二升五合煎，去滓，一服八合，三服，瘥。

又方：取术丸子二七枚，以水五升，接之令熟，去滓，尽服汁，当吐下，愈。

又方：鸡子一枚，着冷水半升，搅与和。乃复煮，三升水，极令沸。以向所和水，投汤中，急搅，令相得，适寒温，顿服，取汗。

又方：以真丹涂身，令遍，面向火坐，令汗出，瘥。

又方：取生蘘荷根、叶，合捣，绞取汁，服三四升。

又方：取干艾三斤，以水一斗，煮取一升，去滓，顿服，取汗。

又方：盐一升，食之，以汤送之腹中。当绞吐，便覆取汗，便瘥。

又方：取比轮钱一百五十七枚，以水一斗，煮取七升，服汁尽之。须臾，复以五升水，更煮令得一升。以水二升投中合，令得三升，出钱饮汁，当吐，毒出也。

又方：取猪膏如弹丸者，温服之，日三服，三日九服。

又方：乌梅三十枚，去核。以豉一升，苦酒三升，煮取一升半，去滓，顿服。

又伤寒有数种，人不能别，令一药尽治之者。若初觉头痛，肉热，脉洪，起一二日，便作葱豉汤，用葱白一虎口，豉一升，以水三升，煮取一升，顿服，取汗。不汗，复更作，加葛根二两^①，升麻三两，五升水，煎取二升，分再服，必得汗。若不汗，更加麻黄二两^②。又，用葱汤研米二合，水一升，煮之，少时下盐、豉，后纳葱白。四物，令火煎取三升，分服，取汗也。

又方：豉一升，小男溺三升，煎取一升，分为再服，取汗。

又方：葛根四两，水一斗，煎取三升。乃纳豉一升，煎取升半，一服。捣生葛汁，服一二升，亦为佳也。

若汗出不歇，已三四日，胸中恶，欲令吐者。豉三升^③，水七升，煮取二升半，去滓，纳蜜一两，又煮三沸，顿服，安卧，当得吐。不瘥，更服取瘥^④。秘法传于子孙也。

又方：生地黄三斤，细切，水一斗，煮取三升，分三服。亦可服藜芦吐散，及苦参龙胆散。

若已五六日以上者，可多作青竹沥，少煎令减，为数数饮之，厚覆取汗。

---

① 此后，《外台秘要方》卷一"肘后方七首"条有"一方更加"，存参。

② 麻黄二两：《外台秘要方》卷一"肘后方七首"条作"麻黄三两，去节，服，取汗出为效"，存参。

③ 此后，《外台秘要方》卷一"肘后方七首"条有"绵裹，盐一两"，存参。

④ 不瘥，更服取瘥：《外台秘要方》卷一"肘后方七首"条作"如不吐，更服一升，取吐为效"，存参。

又方：大黄、黄连、黄柏、栀子各半两，水八升，煮六七沸，纳豉一升，葱白七茎，煮取三升，分服。宜老少。

又方：苦参二两，黄芩二两，生地黄半斤，水八升，煮取一升，分再服，或吐下毒，则愈。

若已六七日，热极，心下烦闷，狂言见鬼，欲起走。用干茱萸三升，水二升，煮取一升后，去滓，寒温服之，得汗便愈。此方恐不失，必可用也，秘之。

又方：大蚓一升，破去泥①，以人溺煮，令熟，去滓，服之。直生绞汁及水煎之，并善。又绞粪汁，饮数合至一二升，谓之黄龙汤，陈久者佳。

又方：取白犬，从背破取血，破之多多为佳，当及热。以薄胸上，冷乃去之。此治垂死者，活。无白犬，诸纯色者，亦可用之。

又方：取桐皮，削去上黑者，细擘之，长断，令四寸一束，以酒五合，以水一升，煮取一升，去滓，顿服之。当吐下青黄汁数升，即瘥。

又方：鸡子三枚，芒硝方寸匕，酒三合。合搅，散消尽，服之。

又方：黄连三两，黄柏、黄芩各二两，栀子十四枚。水六升，煎取二升，分再服，治烦呕不得眠。

治时气行，垂死破棺。千金煮汤，苦参一两，㕮咀，以酒二升半，旧方用苦②酒煮，令得一升半，去滓，适寒温，尽服

---

① 泥：原脱，据《本草纲目》虫部第四十二卷"蚯蚓"条补。

② 苦：此后原衍"参"字，据《外台秘要方》卷三"天行病发汗等方四十二首"条删。

之。当闻苦参①，吐毒如溶胶，便愈。

又方：大钱百文，水一斗，煮取八升，纳麝香当门子，李子大，末，稍稍与饮至尽，或汗，或吐之。

治温毒发斑，大疫难救。黑膏：生地黄半斤，切碎，好豉一升，猪脂二斤，合煎五六沸，令至三分减一，绞去滓。末，雄黄，麝香如大豆者，纳中搅和，尽服之。毒从皮中出，即愈。

又方：用生虾蟆，正尔破腹去肠，乃捣，吞食之。得五月五日干者，烧末，亦佳矣。

黑奴丸，胡洽、《小品》同。一名水解丸。又，一方加小麦黑勃②一两，名为麦奴丸。《支》同此注。麻黄二两，大黄二两，黄芩一两，芒硝一两，釜底墨一两，灶突墨二两，梁上尘二两。捣蜜丸如弹丸，新汲水五合，末一丸，顿服之。若渴，但与水，须臾寒，寒了汗出，便解。日移五尺，不觉，更服一丸③。此治五六日，胸中大热，口噤，名为坏病，不可医治，用此黑奴丸。

又方：大青四两，甘草、胶各二两，豉八合。以水一斗，煮二物，取三升半，去滓。纳豉，煮三沸，去滓。乃纳胶，分作四服，尽又合。此治得至七八日，发汗不解，及吐下大热，甚佳。

又方：大黄三两，甘草二两，麻黄二两，杏仁三十枚，芒硝五合，黄芩一两，巴豆二十粒。熬，捣，蜜丸和如大豆，服

---

① 当闻苦参：原作"当间苦寒"，据《重修政和经史证类备用本草》卷第八草部中品之上总六十二种"苦参"条改。

② 勃：《四库全书》本作"壳"，存参。

③ 若渴……更服一丸：《外台秘要方》卷一"古今录验方八首"作"病者，渴欲饮水，但极饮冷水，不节升数，须臾当寒，寒讫汗出，则愈。若日移五丈不汗，依前法服一丸，以微利止"，存参。

三丸，当利。毒利不止，米饮止之。家人视病者，亦可先服取利，则不相染易也。此丸亦可预合置。

麻黄解肌汤①，一二日便服之。麻黄、甘草、升麻、芍药、石膏各一两；杏仁三十枚；贝齿三枚，末之。以水三升，煮取一升，顿服，覆取汗出，即愈。便食豉粥补虚，即宜也。

又方：麻黄二两，芩、桂各一两，生姜三两。以水六升，煮取二升，分为四服。

亦可服葛根解肌汤。葛根四两，芍药二两，麻黄、大青、甘草、黄芩、石膏、桂各一两，大枣四枚。以水五升，煮取二升半，去滓，分为三服，微取汗。

三日以②上，至七八日不解者，可服小柴胡汤。柴胡八两；人参、甘草、黄芩各三两；生姜八两，无者，干姜三两；半夏五两，汤洗之；大枣十二枚。水九升，煮取二升半，分为三服。微覆取汗半日，须臾便瘥。若不好，更作一剂。

若有热实，得汗不解，复③满痛烦躁，欲谬④语者，可服大柴胡汤。方：柴胡半斤，大黄二两，黄芩三两，芍药二两，枳实十枚，半夏五两洗之，生姜五两，大枣十二枚。水一斗，煮取四升，当分为四服，当微利也。

此四方最第一急须者，若幸可得药，便不⑤可不营之，保

---

① 汤：原脱，据《外台秘要方》卷三"天行病发汗等方四十二首"条补。

② 以：原作"已"，据文义改。

③ 复：《外台秘要方》卷三"天行病发汗等方四十二首"条作"腹"，存参。

④ 谬：《外台秘要方》卷三"天行病发汗等方四十二首"条作"狂"，存参。

⑤ 不：原脱，据《外台秘要方》卷三"天行病发汗等方四十二首"条补。

无死忧。诸小治为防以穷极耳。若病失治，及治不瘥，十日以①上，皆名坏病，唯应服大小鳖甲汤。此方药分两乃少，而种数多，非备急家所办，故不载。凡伤寒发汗，皆不可使流离过多，一服得微汗，汗絷便止，未止粉之，勿当风。初得伤寒，便身重，腰背痛，烦闷不已，脉浮，面赤，斑斑如锦文，喉咽痛，或下痢，或狂言欲走，此名中阳毒。五日可治，过此死，宜用此方。雄黄、甘草、升麻、当归、椒、桂各一分，水五升，煮取二升半，分三服，温覆取汗，服后不汗，更作一剂。

若身重背强，蛰蛰如被打，腹中痛，心下强，短气呕逆，唇青面黑，四肢冷，脉沉细而紧数，此名中阴毒。五日可治，过此死，用此方。甘草、升麻各二分，当归、椒各一分，鳖甲一两，以水五升，煮取二升半，分三服。温覆取汗，汗不出，汤煮更作也。

阴毒伤，口鼻冷者。干姜、桂各一分，末，温酒三合，服之，当大热，瘥。凡阴阳二毒，不但初得便尔，或一二日变作者，皆以今药治之，得此病多死。

治热病不解，而下痢困笃欲死者，服此大青汤。方：大青四两，甘草三两，胶二两，豉八合，赤石脂三两。以水一斗，煮取三升，分三服，尽更作。日夜两剂，愈。

又方：但以水五升，豉一升，栀子十四枚，韭白一把，煮取三升半，分为三服。

又方：龙骨半斤，捣碎。以水一斗，煮取五升，使极冷，稍稍饮，其间或得汗即愈矣。

又方：黄连、当归各二两，干姜一两，赤石脂二两，蜜丸

---

① 以：原作"已"，据文义改。

如梧子，服二十丸，日三，夜再。

又方：黄连二两，熟艾如鸭卵大，以水二斗，煮取一升，顿服立止。

天行诸痢，悉主之。黄连三两，黄柏、当归、龙骨各二两，以水六升，煮取二升，去滓，入蜜七合，又火煎取一升半，分为三服，效。

天行毒病，挟热腹痛，下痢。升麻、甘草、黄连、当归、芍药、桂心、黄柏各半两，以水三升，煮取一升，服之，当良。

天行四五日，大下热痢。黄连、黄柏各三两，龙骨三两，艾如鸡子大，以水六升，煮取二升，分为二服，忌食猪肉、冷水。

若下脓血不止者。赤石脂一斤，干姜一两，粳米一升。水七升，煮米熟，去滓，服七合，日三。

又方：赤石脂一斤，干姜二两①。水五升，煮取三升，分二服。若绞脐痛，加当归一两，芍药二两，加水一升也。

若大便坚闭令利者。大黄四两，厚朴二两，枳实四枚。以水四升，煮取一升二合，分再服，得通者止之。

若十余日不大便者，服承气丸。大黄、杏仁各二两，枳实一两，芒硝一合，捣，蜜和丸如弹丸，和汤六七合服之。未通，更服。

若下痢不能食者②。黄连一升，乌梅二十枚，炙燥，并得捣

---

① 又方……干姜二两：《外台秘要方》卷二"伤寒下痢及脓血黄赤方一十六首"条作"疗伤寒若下脓血者，赤石脂汤。方：赤石脂二两，碎；干姜二两，切；附子一两，炮破"，存参。

② 此后，《外台秘要方》卷二"伤寒下痢及脓血黄赤方一十六首"条有"兼疗天行，黄连丸。方："，存参。

末，蜡如棋子大，蜜一升，合于微火上，令可丸，丸如梧子大，一服二丸，日三。

若小腹满，不得小便。方[①]：细末雌[②]黄，蜜和丸，取如枣核大，纳溺孔中，令入[③]半寸，亦以竹管注阴，令痛，朔之，通。

又方：末滑石三两，葶苈子一合，水二升，煮取七合，服。

又方：捣生葱，傅[④]小腹上，干[⑤]易之。

治胸胁痞满，心塞气急，喘急。方：人参、术各一两，枳实二两，干姜一两，捣，蜜和丸，一服一枚。若嗽，加瓜蒌二两。吐，加牡蛎二两。日夜服五六丸。不愈，更服。

毒病攻喉咽肿痛。方：切当陆，炙令热，以布藉喉，以熨布上，冷复易。

又方：取真茵茹[⑥]，爪甲大，纳口中，以牙小嚼汁，以渍喉，当微觉异为佳也。

毒病后攻目。方：煮蜂窠，以洗之，日六七度，佳。

又方：冷水渍青布，以掩之。

若生翳者，烧豉二七粒，末，纳管鼻中以吹之。

治伤寒呕不止。方：甘草一两，升麻半两，生姜三两，橘

---

①　此后，《外台秘要方》卷二"伤寒下痢及脓血黄赤方一十六首"条有"兼疗天行"，存参。

②　雌：《外台秘要方》卷二"伤寒下痢及脓血黄赤方一十六首"条作"雄"，存参。

③　入：原脱，据《外台秘要方》卷二"伤寒小便不利方九首"条补。

④　傅：原作"薄"，据《四库全书》本改。

⑤　干：原作"参"，据《外台秘要方》卷二"伤寒小便不利方九首"条改。

⑥　茹：原作"茄"，据《本草纲目》草部第十七卷"茵茹"条改。

皮二两，水三升，煮取二升，顿服之，愈。

又方：干姜六分，附子四分。末，以苦酒丸如梧子大，一服三丸，日三服。

治伤寒哕不止。方：甘草三两，橘皮一升。水五升，煮取三升，分服，日三，取瘥。

又方：熟洗半夏，末，服之，一钱一服。

又方：赤苏一把，水三升，煮取二升，稍稍饮。

又方：干姜六分，附子四分。末，苦酒丸如梧子大，服三丸，日三服。

比岁有病时行，仍发疮，头面及身，须臾周匝，状如火疮，皆戴白浆，随决随生，不即治，剧者多死。治得瘥后，疮瘢紫黑，弥岁方灭，此恶毒之气。世人云：永徽四年，此疮从西东流，遍于海中，煮葵菜，以蒜齑啖之，即止。

初患急食之，少饭下菜亦得，以建武中于南阳击虏所得，仍呼为虏疮，诸医参详作治，用之有效。方：取好蜜，通身上摩。亦可以蜜煎升麻，并数数食。

又方：以水浓煮升麻，绵沾洗之，苦酒渍弥好，但痛难忍。

其余治犹依伤寒法，但每多作毒意防之，用地黄黑膏亦好。

治时行病发黄。方：茵陈六两，大黄二两，栀子十二枚。以水一斗，先煮茵陈，取五升，去滓，纳二物，又煮取三升，分四服。亦可兼取黄疸中杂治法，瘥。

比岁又有虏黄病，初唯觉四体沉沉不快，须臾，见眼中黄，渐至面黄及举身皆黄，急令溺白纸，纸即如柏染者，此热毒已入内，急治之。若初觉，便作瓜蒂赤豆散，吹鼻中，鼻中黄汁出数升者，多瘥。若已深，应看其舌下两边，有白脉弥弥处，芦刀割破之，紫血出数升，亦歇。然此须惯解割者，不解割，忽伤乱舌下青脉，血出不止，便煞人。方：可烧纺軨铁，以灼此脉，令焦，兼瓜蒂、杂巴豆捣为丸服之。大小便亦去黄汁。破灼已后，禁诸杂食。又云：有依黄、坐黄，复须分别之。方：切竹，煮饮之，如饮。

又方：捣生瓜根，绞取汁，饮一升至二三升。

又方：醋酒浸鸡子一宿，吞其白数枚。

又方：竹叶，切，五升，小麦七升，石膏三两。末，绵裹之，以水一斗五升，煮取七升，一服一升，尽吃即瘥也。

又方：生葛根汁二升。好豉一升，栀子三七枚，茵陈切一升，水五升，煮取三升，去滓，纳葛汁，分为五服。

又方：金色脚鸡雌雄无[1]在，治如食法。熟，食肉[2]、饮汁令尽。不过，再作亦可。下少盐、豉，佳。

治毒攻手足，肿，疼痛欲断。方：用虎杖根，锉，煮，适寒温以渍足，令踝上有尺许水，止之。

又方：以稻穰灰汁渍足。

又方：酒煮苦参，以渍足，瘥。

又方：盐豉及羊尿一升，捣，令熟，以渍之。

又方：细锉黄柏五斤，以水三斗，煮渍之。亦治攻阴肿痛。

---

① 雄无：原作"鸡血"，据 2007 年学苑出版社《中医古籍用字研究》（沈澍农著）"第三章异位字情况的具体考察"之"十、讹误字"篇改，"鸡（雞）"乃"雄"形近之讹，"血"乃"無"形近之讹。另，"雌雄无在"，《医心方》卷十四"治自缢死方第十"条有"又方：治自缢死，慎勿割绳也。绳卒断，气顿泄去便死，不可复救也。徐徐抱死人，渐渐绿令绳渐宽也，然后解下之。心下尚温，取鸡雌雄无在，拔翅毛去，勿令得飞也，置地逐之，竟宅走鸡，令极久久者，其冠当黑止，急以尺物拨死人口开，便牵鸡头上，割鸡冠，断取血，临死人口中，至喉咽，气便通"。

② 肉：《四库全书》本作"宜"，存参。

又方：作坎，令深三尺，少容两足。烧坎令热，以酒灌坎中，着屐踞坎中，壅勿令泄。

又方：煮羊桃叶①，汁渍之，杂少盐豉，尤好。

又方：煮马屎若羊屎，汁渍。

又方：猪膏和羊屎，涂之，亦佳。

又方：以生②牛肉裹肿处，肿消痛止。

又方：捣常思草，绞取汁，以渍足③。

又方：猪蹄一具，合葱煮，去滓，纳少盐，以渍之。

毒病，下部生疮者，烧盐以深导之，不过三。

又方：生漆涂之，绵导之。

又方：大丸艾灸下部，此谓穷无药。

又方：取蚓三升，以水五升，得二升半，尽服之。

又方：煮桃皮，煎如饴，以绵合导之。

又方：水中荇菜，捣，绵裹导之，日五易，瘥。

又方：榉皮、槲皮，合煮汁，如饴④糖，以导之。又，浓煮桃皮，饮之最良。

又方：捣蛇莓汁，服三合，日三。水渍乌梅，令浓，并纳崖蜜，数数饮。

若病人齿无色，舌上白，或喜睡眠，愦愦不知痛痒处，或下痢，急治下部。不晓此者，但攻其上，不以下为意，下部生

---

① 叶：原脱，据《外台秘要方》卷三"天行热毒攻手足方五首"条补。

② 生：原脱，据《外台秘要方》卷二"伤寒手足欲脱疼痛方七首"条补。

③ 此后，《外台秘要方》卷二"伤寒手足欲脱疼痛方七首"条有"一名苍耳"，存参。

④ 饴：原作"粘"，据《本草纲目》果部第三十卷"檞实"条改。

虫，虫食其肛，肛烂，见五脏便死。治之方：取鸡子白，纳漆，合搅，还纳壳中，仰头吞之，当吐虫则愈①。

又方：烧马蹄，作灰，细末，猪脂和，涂绵以导下部，日数度，瘥。

又方：桃仁十五枚，苦酒二升，盐一合，煮取六合，服之。

又方：烧艾于管中熏之，令烟入下部中，少雄黄杂，妙。此方是溪温，故尔兼取彼治法。

又有病蜃下不止者：乌头二两，女葳、云实各一两，桂二分。蜜丸如桐子，水服五丸，一日三服。

治下部卒痛，如鸟啄之。方：赤小豆、大豆各一升，合捣，两囊贮，蒸之令熟，更互坐，即愈。

此本在杂治中，亦是伤寒毒气所攻故。凡治伤寒方甚多，其有诸麻黄、葛根、桂枝、柴胡、青龙、白虎、四顺、四逆二十余方，并是至要者，而药难尽备，且诊候须明悉，别所在，撰大方中。今唯载前四方，尤是急须者耳。其黄膏、赤散，在辟病条中预合，初觉患，便服之。伤寒，时行，温疫，三名同一种耳，而源本小异。其冬月伤于寒，或疾行力作，汗出得风冷，至夏发，名为伤寒。其冬月不甚寒，多暖气及西风，使人骨节缓堕受病，至春发，名为时行。其年岁中有疠气，兼挟鬼

---

① 若病人齿无色……当吐虫则愈：《外台秘要方》卷二"伤寒蜃疮方一十首"条作"张文仲疗伤寒兼蜃疮。王叔和云：其候，口唇皆生疮，唾血。上唇内有疮如粟者，则心中懊恼痛，如此，则此虫在上，乃食五脏。若下唇内生疮，其人喜眠者，此虫在下，食下部。方：取鸡子一枚，扣头出白，与漆一合熟和，令调如漆，还纳壳中，仰吞之。食顷，或半日，或下虫，或吐虫。剧者，再服乃尽，热除病愈。凡得热病，腹内热，食少，三虫行作求食，食人五脏及下部，人不能知，可服此药。不尔，蜃虫杀人"，存参。

毒相注，名为温病。如此诊候，并相似，又贵胜雅言，总名伤寒，世俗因号为时行，道术符刻言五温，亦复殊，大归终止，是共途也。然自有阳明、少阴、阴毒、阳毒为异耳。少阴病例不发热，而腹满下痢，最难治也。

附方：

《必效方》治天行一二日者。麻黄一大两，去节，以水四升，煮去沫，取二升，去滓，着米一匙及豉，为稀粥，取强一升，先作熟汤。浴，淋头百余碗，然后服粥，厚覆取汗，于夜最佳。

《梅师方》治伤寒汗出不解已三四日，胸中闷吐。豉一升，盐一合，水四升，煎取一升半，分服当吐。

《圣惠方》治伤寒四日，已呕吐，更宜吐。以苦参末，酒下二钱，得吐，瘥。

又方：治时气热毒，心神烦燥。用蓝淀半大匙，以新汲水一盏服。

又方：治时气头痛不止。用朴硝三两，捣，罗为散，生油调涂顶上。

又方：治时气烦渴。用生藕汁一中盏，入生蜜一合，令匀，分二服。

《胜金方》治时疾热病，狂言心燥。苦参不限多少，炒黄色为末，每服二钱，水一盏，煎至八分，温服，连煎三服。有汗无汗，皆瘥。

《博济方》治阴阳二毒。伤寒黑龙丹：舶上硫黄一两，以柳木槌研三两日；巴豆一两，和壳记个数。用二升铫子一口，先安硫黄铺铫底，次安巴豆，又以硫黄盖之，酽醋半升已来浇之，盏子盖合，令紧密，更以湿纸周回固济缝，勿令透气，缝纸干，更以醋湿之，文武火熬，常着人守之，候里面巴豆作声数已半为度，急将铛子离火，便入臼中，急捣令细，再以少米醋并蒸饼少许，再捣令冷，可丸如鸡头大。若是阴毒，用椒四十九粒，葱白二茎，水一盏，煎至六分，服一丸。阳毒，用豆豉四十九粒，葱白二茎，水一盏，同煎，吞一丸，不得嚼破。

《孙用和方》治阳毒入胃，下血频疼，痛不可忍。郁金五个大者，牛黄一皂荚子。别细研，二味同为散，每服用醋浆水一盏，同煎三沸，温服。

《孙兆口诀》治阴毒伤寒，手足逆冷，脉息沉细，头疼腰重，兼治阴毒、咳逆等疾。方：川乌头、干姜，等分，为粗散，炒令转色，放冷，再捣为细散，每一钱，水一盏，盐一撮，煎取半盏，温服。

又方：治阴胜隔阳，伤寒，其人必燥热而不欲饮水者是也，宜服霹雳散。附子一枚，烧为灰，存性为末，蜜水调下，为一服而愈。此逼散寒气，然后热气上行，而汗出乃愈。

《圣惠方》治阴毒伤寒，四肢逆冷，宜熨。以吴茱萸一升，酒和匀，湿绢袋二只，贮蒸令极热，熨脚心，候气通畅，匀暖即停熨，累验。

唐·崔元亮，疗时疾发黄，心狂烦热，闷不认人者。取大瓜蒌一枚黄者，以新汲水九合浸，淘取汁，下蜜半大合，朴硝八分，合搅，令消尽，分再服，便瘥。

《外台秘要》治天行病四五日，结胸满痛，壮热身体热。苦参一两，锉，以醋二升，煮取一升二合，尽饮之，当吐，即愈。天行毒病，非苦参、醋药不解，及温覆取汗，愈。

又方：救急治天行后呕逆不下食，食入即出，取羊肝如食法，作生淡食，不过三度，即止。

又方：以鸡卵一枚，煮三五沸，出，以水浸之，外熟内热则吞之，良。

《圣惠方》治时气呕逆，不下食。用半夏半两，汤浸洗七遍去滑；生姜一两。同锉碎，以水一大盏，煎至六分，去滓，分二服，不计时候，温服。

《深师方》治伤寒病哕不止。半夏熟洗，干，末之，生姜汤服一钱匕。

《简要济众》治伤寒咳噫不止，及哕逆不定。丁[1]香一两，干柿蒂一两，焙干捣末，人参汤下一钱，无时服。

《外台秘要》治天行毒病，衄鼻，是热毒，血下数升者。好墨末之，鸡子白，丸如梧子，用生地黄汁，下一二十丸，如人行五里，再服。

又疗伤寒已八九日至十余日，大烦渴，热胜而三焦有疮䘌者，多下，或张口吐舌，呵吁目烂，口鼻生疮，吟语不识人，除热毒止痢。方：龙骨半斤，碎，以水一斗，煮取四升，沉之井底，令冷，服五合，渐渐进之，恣意饮。尤宜老少。

《梅师方》治热病后下痢，脓血不止，不能食。白龙骨，末，米饮调方寸匕，服。

《食疗》治伤寒热毒下血。羚羊角，末，服之，即瘥。又疗疝气。

《圣惠方》治伤寒狐惑，毒蚀下部，肛外如䘌，痛痒不止。雄黄半两，先用瓶子一个，口大者，纳入灰，上如装香火，将雄黄烧之，候烟出，当病处熏之。

又方：主伤寒下部生䘌疮。用乌梅肉三两，炒令燥，杵为

① 丁：原脱，据《四库全书》本补。

末，炼蜜丸如梧桐子大，以石榴根皮煎汤，食前下十丸。

《外台秘要方》崔氏疗伤寒手足疼，欲脱。取羊屎煮汁以灌之，瘥止。亦疗时疾，阴囊及茎热肿，亦可煮黄柏等洗之。

《梅师方》治伤寒发豌豆疮，未成脓。研芒硝，用猪胆和，涂上，效。

《经验后方》治时疾，发豌豆疮，及赤疮子未透，心烦狂燥，气喘妄语，或见鬼神。龙脑一钱，细研，旋滴猪心血，和丸如鸡头肉大，每服一丸，紫草汤下，少时心神便定，得睡，疮复发透，依常将息取安。

《药性论》云：虎杖治大热烦燥，止渴，利小便，压一切热毒。暑月和甘草煎，色如琥珀，可爱堪着，尝之甘美，瓶置井中，令冷彻如水，白瓷器及银器中贮，似茶啜之，时人呼为冷饮子。又且尊于茗，能破女子经候不通，捣以酒浸，常服。有孕人勿服，破血。

治时气病起诸劳复[①]方第十四

凡得毒病愈后，百日之内，禁食猪犬羊肉。并伤血及肥鱼久腻，干鱼则必大下痢，下则不可复救。又禁食面食，胡蒜，韭薤，生菜，虾鲟辈，食此多致复发则难治，又令到他年数发也。

治笃病新起早劳，及食饮多致欲死。方：烧鳖甲，服方寸匕。

又方：以水服胡粉少许。

又方：粉三升，以暖水和服之，厚覆取汗。

---

① 劳复：原作"复劳"，据原书目录及《四库全书》本改。

又方：干苏一把，水五升，煮取二升，尽服之。无干者，生亦可用，加生姜四两，豉一升。

又方：鼠屎，两头尖者，二七枚；豉五合。以水三升，煎半，顿服之。可服温，覆取汗，愈。有麻子仁，纳一升，加水一升，弥良。亦可纳枳实、葱白，一虎口也。

又方：取伏鸡子壳，碎之，熬令黄黑，细末，热汤服一合，温覆取汗。

又方：大黄、麻黄各二两，栀子仁十四枚，豉一升[①]。水五升，煮取三升，分再服，当小汗及下痢[②]。

又方：浓煮甘草[③]，服之。芦根亦佳。

食[④]多而发复。方：烧饭筛末，服方寸匕，良。

治交接劳复，阴卵肿，或缩入腹，腹中绞痛或便绝。方：烧妇人月经衣服，方寸匕。

又方：取豚子一枚，撞之三十六，放于户中，逐使喘极，乃刺胁下，取血一升，酒一升，合和饮之。若卒无者，但服血，慎勿使[⑤]冷。应用犸豚。

又方：取所交接妇人衣，覆男子上。一食久，活之。

又方：取犸豚胫及血，和酒饮之，瘥。

又方：刮青竹茹二升，以水三升，煮令五六沸，然后绞去

---

① 此后，《外台秘要方》卷二"伤寒劳复食复方二十五首"条有"桂心二两"，存参。

② 水五升……当小汗及下痢：《外台秘要方》卷二"伤寒劳复食复方二十五首"条作"㕮咀，以水七升，先煮麻黄掠去沫，纳余药，更煮取二升，去滓，温服一升，日再服，当小汗及下利。忌生葱"，存参。

③ 草：原作"皮"，据《四库全书》本改。

④ 食：原作"觉"，据《四库全书》本改。

⑤ 使：原作"便"，据《四库全书》本改。

滓，以竹茹汤温服之。此方亦通治劳复。

又方：矾石一分，硝三分。末，以大麦粥清，可方寸匕。三服，热毒随大小便出。

又方：取蓼子一大把，水挼取汁，饮一升。干者，浓取汁，服之。葱头捣，以苦酒和服，亦佳。

又方：蚯蚓数升，绞取汁，服之，良。

若瘥后，病男接女，病女接男。安者阴易，病者发复，复者亦必死。

卒阴易病，男女温病，瘥后虽数十日，血脉未和，尚有热毒，与之交接者，即得病，曰阴易。杀人甚于时行，宜急治之。

治[1]人身体重，小腹急热上冲[2]胸，头重不能举，眼中生䁾，膝胫拘急，欲死。方：取妇人裈，亲阴上者，割取烧末，服方寸匕，日三，小便即利，而阴头[3]微肿者，此当愈。得童女裈，亦良。若女病，亦可用男裈。

又方：鼠屎，两头尖者，二七枚，蓝一把，水五升，煮取二升，尽服之，温覆取汗。

又方：蚯蚓二十四枚，水一斗，煮取三升，一服，仍取汗，并良。

又方：末干姜四两，汤和顿服，温覆取汗，得解止[4]。

又方：男初觉，便灸阴三七壮，若已尽，甚至百壮即愈。眼无妨，阴道疮复常。

---

① 治：原作"令"，据《四库全书》本改。

② 冲：原作"肿"，据《医心方》卷十四"治伤寒交接劳复方第四十七"条改。

③ 头：原脱，据《外台秘要方》卷二"伤寒阴阳易方八首"条补。

④ 此后，《外台秘要方》卷二"伤寒阴阳易方八首"条有"手足伸遂愈"，存参。

两男两女，并不自相易，则易之为名，阴阳交换之谓也。

凡欲病人不复，取女人手足爪甲①二十枚，又取女中下裳带一尺。烧灰，以酒若米饮服之。

大病瘥后，小劳便鼻衄。方：左顾牡蛎十分，石膏五分。捣末，酒服方寸匕，日三四，亦可蜜丸服，如梧子大服之。

大病瘥后多虚汗，及眠②中流汗。方：杜仲、牡蛎，分等。暮卧水服，五匕则停，不止更作。

又方：甘草二两，石膏二两。捣末，以浆服方寸匕，日二服，瘥。

又方：龙骨，牡蛎，麻黄根。末，杂粉以粉身，良。

又瘥复，虚烦不得眠，腹③中痛疼，懊侬。豉七合，乌梅十四枚，水四升。先煮梅，取二升半，纳豉，取一升半，分再服。无乌梅，用栀子十四枚，亦得。

又方：黄连四两，芍药二两，黄芩一两，胶三小挺，水六升，煮取三升，分三服。亦可纳鸡子黄④二枚。

又方：千里流水一石，扬之万度，二斗半；半夏二两，洗之；秫米一斗；茯苓四两。合煮得五升，分五服。

附方：

《梅师方》治伤寒瘥后，交接发动，困欲死，眼不开，不能语。方：栀子三十枚，水三升，煎取一升，服。

---

① 甲：原脱，据文义补。

② 眠：原作"眼"，据《医心方》卷十四"治伤寒病后汗出方第五十"条改。

③ 腹：原作"眼"，据《外台秘要方》卷二"伤寒不得眠方四首"条改。

④ 鸡子黄：原作"乳子黄"，据《伤寒论》"辨少阴病脉证并治"篇"黄连阿胶汤"条改。

治瘴气疫疠温毒诸方第十五

避瘟疫药干散：大麻仁、柏子仁、干姜、细辛各一两；附子半两，炮。捣，筛，正旦以井华水，举家各服方寸匕。疫极，则三服，日一服。

老君神明散：白[①]术一两，附子三两，乌头四两，桔梗二两半，细辛一两。捣，筛，正旦服一钱匕，一家合药，则一里无病。此带行，所遇病气皆消。若他人有得病者，便温酒服之方寸匕，亦得。病已四五日，以水三升，煮散，服一升，覆取汗出也。

赤散方：牡丹五分；皂荚五分，炙之；细辛、干姜、附子各三分；肉桂二分；珍珠四分，踯躅四分。捣，筛为散，初觉头强邑邑，便以少许纳鼻中，吸之取吐。温酒服方寸匕，覆眠得汗，即瘥。晨夜行，及视病，亦宜少许以纳鼻[②]，粉身佳。牛马疫，以一匕着舌下，溺灌，日三四度，甚妙也。

度瘴散，辟山瘴恶气。若有黑雾郁勃，及西南温风，皆为疫疠之候。方：麻黄、椒各五分，乌头三分，细辛、术、防风、桔梗、桂、干姜各一分。捣，筛，平旦酒服一钱[③]匕，辟毒、诸恶气。冒雾行，尤宜服之。

太乙流金方：雄黄三两，雌黄二两，矾石、鬼箭各一两半，羚羊角二两。捣为散，三角绛囊贮一两，带心前并挂[④]门户上。

---

① 散白：原倒，据《四库全书》本乙转。

② 鼻：原作"粉"，运用本校法，据文义改。

③ 钱：原作"盏"，据《医心方》卷十四"伤寒证候第二十三"条改。

④ 挂：原脱，据《外台秘要方》卷四"辟温方二十首"条补。

若逢大疫之年，以①月旦，青布裹一刀圭，中庭烧温，病人亦烧熏之，即瘥。

辟天行疫疠方②：雄黄、丹砂、巴豆、矾石、附子、干姜，分等。捣，蜜丸，平旦向日吞之。一丸如胡麻大，九日止，令无病。

常用辟温病散方：珍珠、肉桂各一分；贝母三分，熬之；鸡子白，熬令黄黑，三分。捣，筛，岁旦服方寸匕。若岁中多病，可月月朔望服之，有病即愈。病人服者，当可大效。

虎头杀鬼方：虎头骨五两，朱砂、雄黄、雌黄各一两半，鬼臼、皂荚、芜荑各一两。捣，筛，以蜡蜜和如弹丸，绛囊贮，系臂，男左女右，家中悬屋四角，月朔望夜半，中庭烧一丸。一方有菖蒲、藜芦，无虎头、鬼臼、皂荚，作散带之。

赵泉黄膏方：大黄、附子、细辛、干姜、椒、桂各一两；巴豆八十枚，去心、皮。捣细，苦酒渍之。宿腊月猪膏二斤，煎，三上三下，绞去滓，密③器贮之。初觉劲色，便服④如梧子大一丸。不瘥，又服。亦可火炙，以摩身体数百遍，佳。并治贼风，走游皮肤，并良。可预合之，便服即愈也。

单行方术：西南社中柏，东南枝，取曝干，末，服方寸匕，立瘥。

又方：正月上寅日，捣女青屑，三角绛囊贮，系户上、帐前，大吉。

又方：马蹄木，捣屑，二两，绛囊带之，男左女右。

---

① 若逢大疫之年，以：原脱，据《外台秘要方》卷四"辟温方二十首"条补。

② 方：原脱，据文义补。

③ 密：原作"蜜"，据文义改。

④ 服：原作"热"，据文义改。

又方：正月朔旦及七月，吞麻子、小豆各二七枚。又，各二七枚，投井中。又，以附子二枚，小豆七枚，令女子投井中。

又方：冬至日，取雄赤鸡作腊，至立春煮食尽，勿分他人。二月一日，取东行桑根，大如指，悬门户上，又人人带之。

又方：冬至^①，埋鹊于圊前。

断温病令不相染。着断发仍使长七寸，盗着病人卧席下。

又方：以绳度所住户中壁，屈绳结之。

又方：密以艾灸病人床四角，各一壮。不得令知之，佳也。

又方：取小豆，新布囊贮之，置井中三日出，举家男服十枚，女服二十枚。

又方：桃木中虫屎，末，服方寸匕。

又方：鲍鱼头，烧三指撮，小豆七枚，合末服之。女用豆二七枚。

又方：熬豉，杂土酒渍，常将服之。

又方：以鲫鱼密致卧下，勿令知之。

又方：柏子仁、细辛、糯米、干姜各^②三分，附子一分。末，酒服方寸匕，日服三，服十日。

又方：用麦蘖^③服糯米、干姜，又云麻子仁，可作三种服之。

附方：

《外台秘要》辟瘟方：取上等朱砂一两，细研，白蜜和丸，如麻子大。常以太岁日平旦，一家大小，勿食诸物，面向东立，各吞三七丸，永无疾疫。

---

① 冬至：原脱，据《本草纲目》禽部第四十九卷"鹊"条补。

② 各：原脱，据文义补。

③ 蘖：原作"蘗"，据文义改。

卷之三　　　陛三

治寒热诸疟方第十六

治疟病。方：鼠妇、豆豉二七枚，合捣，令相和。未发时，服二丸，欲发时服一丸。

又方：青蒿一握，以水二升渍，绞取汁，尽服之。

又方：用独父蒜，于白炭上烧之，末，服方寸匕。

又方：五月五日蒜一片，去皮，中破之，刀割，令容。巴豆一枚，去心、皮，纳蒜中，令合。以竹挟，以火炙之，取可热，捣为三丸。未发前，服一丸。不止，复与一丸。

又方：取蜘蛛一枚，纳①芦管中，密塞管口②，绳系③以绾颈，过发时，乃解去也。

又方：日始出时，东向日再拜，毕，正长跪，向日叉手，当闭气，以书墨注其管两耳中，各七注，又丹书舌上，言子日死，毕，复再拜，还去勿顾，安卧勿食，过发时断，即瘥。

又方：多煮豉汤，饮数升，令得大吐，便瘥。

---

① 纳：原脱，据《医心方》卷十四"治诸疟方第十三"条补。

② 口：原作"中"，据《医心方》卷十四"治诸疟方第十三"条改。

③ 绳系：原脱，据《医心方》卷十四"治诸疟方第十三"条补。

又方：取蜘蛛一枚，着饭中，合丸吞之。

又方：临发时，捣大附子，下筛，以苦酒和之，涂背上。

又方：鼠妇虫子四枚，各一，以饴糖裹之，丸服，便断，即瘥。

又方：常山捣，下筛成末，三两；真丹一两。白蜜和，捣百杵，丸如梧子。先发，服三丸，中服三丸，临卧服三丸，无不断者。常用，效。

又方：大开口，度上下唇，以绳度心头，灸此度下头百壮。又，灸脊中央五十壮。过发时，灸二十壮。

又方：破一大豆，去皮，书一片作"日"字，一片作"月"字。左手持"日"，右手持"月"，吞之，立愈。向日服之，勿令人知也。

又方：皂荚三两，去皮，炙；巴豆二两，去心、皮。捣，丸如大豆大，一服一枚。

又方：巴豆一枚，去心、皮；射罔如巴豆大；枣一枚，去皮。合捣，成丸。先发，各服一丸如梧子大也。

又方：常山、知母、甘草、麻黄，等分。捣蜜和丸如大豆，服三丸，比发时，令过，毕。

又方：常山三两，甘草半两。水酒各半升，合煮取半升。先发时，一服；比发，令三服尽。

又方：常山三两，锉，以酒三升，渍二三日，平旦作三合服。欲呕之，临发又服二合，便断。旧酒亦佳，急亦可煮。

又方：常山三两，秫米三百粒。以水六升，煮取三升。分之服，至发时令尽。

又方：若发作无常，心下烦热。取常山二两，甘草一两半。合以水六升，煮取二升。分再服，当快吐，仍断，勿饮食。

老疟久不断者。常山三两；鳖甲一两，炙；升麻一两；附子一两；乌贼骨一两。以酒六升，渍之，小令近火，一宿成。服一合，比发可数作。

又方：藜芦、皂荚各一两，炙；巴豆二十五枚。并捣，熬令黄，依法捣蜜丸如小豆。空心服一丸，未发时一丸，临发时又一丸，勿饮食。

又方：牛膝茎叶一把，切。以酒三升，渍一宿，分三服[①]，令微有酒气，不即断。更作，不过三服而止。

又方：末龙骨方寸匕。先发一时，以酒一升半，煮三沸，及热尽服，温覆取汗，便即效。

又方：常山三两，甘草半两，知母一两。捣蜜丸。至先发时，服如梧子大十丸，次服减七丸八丸，后五六丸，即瘥。

又方：先发二时，以炭火床下，令脊脚极暖，被覆，过时乃止。此治先寒后热者。

又方：先炙鳖甲，捣末，方寸匕。至时，令三服尽，用火炙，无不断。

又方：常山三两。捣，筛，鸡子白和之，丸。空腹三十丸，去发食久三十丸，发时三十丸，或吐或否也。从服药至过发时，勿饮食。

治温疟不下食。知母、鳖甲炙、常山各二两；地骨皮三两，切；竹叶一升，切；石膏四两。以水七升，煮二升五合，分温三服。忌蒜、热面、猪、鱼。

治瘴疟。常山、黄连、豉熬各三两；附子二两，炮。捣，筛，蜜丸。空腹服四丸，欲发三丸，饮下之。服药后至过发时，

---

① 渍一宿，分三服：原脱，据《外台秘要方》卷五"疗疟方二十一首"条补。

勿吃食。

若兼诸痢者。黄连、犀角各三两，牡蛎、香豉各二两，并熬龙骨四两。捣，筛，蜜丸服四十丸。日再服，饮下。

无时节发者。常山二两，甘草一两半，豉五合。绵裹，以水六升，煮取三升。再服，快吐。

无问年月，可治三十年者。常山、黄连各三两。酒一斗，宿渍之，晓以瓦釜，煮取六升。一服八合，比发时令得三服。热当吐，冷当利，服之无不瘥者，半料合服，得。

劳疟积久，众治不瘥者。生长大牛膝，一大虎口。以水六升，煮取二升。空腹一服，欲发一服。

禳一切疟。是日抱雄鸡，一时令作大声，无不瘥。

又方：未发，头向南卧，五心及额舌七处，闭气书"鬼"字。

咒法。发日，执一石于水滨。一气咒云：智智圆圆，行路非难，捉取疟鬼，送与河官，急急如律令。投于水，不得回顾。

治一切疟，乌梅丸。方：甘草二两，乌梅肉熬、人参、桂心、肉苁蓉、知母、牡丹各二两，常山、升麻、桃仁去皮尖熬、乌豆皮熬膜取皮各三两。桃仁研，欲丸入之。捣，筛，蜜丸，苏屠臼捣一万杵。发日，五更酒下三十丸，平旦四十丸。欲发，四十丸。不发，日空腹四十丸，晚三十丸。无不瘥。徐服后十余日，吃肥肉发之也。

乁^①见疟。白驴蹄二分，熬；大黄四分；绿豆三分，末；砒霜二分；光明砂半分；雄黄一分。捣蜜丸如梧子。发日，平

---

① 乁：《四库全书》本作"点"，《医方类聚》卷一百二十三诸疟门三"肘后方"篇作"乞"，1955年人民卫生出版社重排本《葛洪肘后备急方》注"一本作'凡'，另本作'九'"，存参。

旦冷水服二丸。七日内忌油。

附方：

《外台秘要》治疟不痊。干姜、高良姜，等分。为末，每服一钱，水一中盏，煎至七分，服。

《圣惠方》治久患劳疟、瘴等。方：用鳖甲三两，涂酥炙令黄，去裙为末。临发时，温酒调下二钱匕。

治疟。用桃仁一百个，去皮、尖，于乳钵中，细研成膏，不得犯生水。候成膏，入黄丹三钱，丸如梧子大，每服三丸。当发日，面北，用温酒吞下。如不饮酒，井花水亦得。五月五日午时，合。忌鸡、犬、妇人见。

又方：用小蒜，不拘多少，研极烂，和黄丹少许，以聚为度，丸如鸡头大，候干。每服一丸，新汲水下，面东服，至妙。

治卒发癫狂病方第十七

治卒癫疾。方：灸阴茎上宛宛中三壮，得小便通，则愈。

又方：灸阴茎上三壮，囊下缝二七壮。

又方：灸两乳头三壮。又，灸足大指本聚毛中七壮，灸足小指本节七壮。

又方：取莨菪一升，捣三千杵。取白犬倒悬之，以杖犬，令血出，承取以和莨菪末，服如麻子大一丸，三服取瘥。

又方：莨菪子三升，酒五升渍之，出，曝干，渍尽酒止。捣服一钱匕，日三，勿多，益狂。

又，《小品》癫狂莨菪散。莨菪子三升，末之，酒一升，渍多日，出，捣之，以向汁和绞去滓，汤上煎，令可丸，服如小豆三丸，日三。口面当觉急，头中有虫行者，额及手足应有赤色处，如此必是瘥候。若未见，服取尽矣。

又方：末房葵，温酒服一刀圭至二三，身润又^①小不仁为候^②。

又方：自缢死者绳，烧，三指撮，服之。

凡癫疾，发则仆地，吐涎沫，无知强掠，起如狂，反遗粪者，难治。

治卒发狂。方：烧虾蟆，捣末，服方寸匕，日三服之，酒服。

又方：卧其人着地，以冷水淋其面，为终日淋之。

治卒狂言鬼语。方：针其足大拇指爪甲下入少许，即止。

又方：以甑带急合缚两手，火灸左右胁，握肘头纹俱起，七壮。须臾，鬼语自道姓名，乞去，徐徐诘问，乃解手耳。

凡狂发则欲走，或自高贵称神圣，皆应备诸火灸，乃得永瘥耳。

若或悲泣呻吟者，此为邪魅，非狂，自依邪方治之。《近效方》以^③生蚕纸作灰，酒水任下，瘥。疗风癫也。

附方：

《斗门方》治癫痫。用艾于阴囊下谷道正门当中间，随年数灸之。

《千金方》治风癫百病。麻仁四升，水六升，猛火煮，令牙生，去滓，煎取七合。且空心服，或发或不发，或多言语，

---

① 又：《重修政和经史证类备用本草》卷第六草部上品之上总八十七种"防葵"条作"有"，《本草纲目》草部第十七卷"防葵"条作"及"，存参。

② 候：《本草纲目》草部第十七卷"防葵"条作"效"，存参。

③ 以：原作"已"，据文义改。

勿怪之。但人摩手足须定，凡进三剂，愈。

又方：治狂邪发无时，披头大叫，欲杀人，不避水火。苦参以蜜丸如梧子大，每服十丸，薄荷汤下。

《外台秘要》治风痫，引胁牵痛，发作则吐，耳如蝉鸣。天门冬去心、皮，曝干，捣，筛，酒服方寸匕。若人久服，亦能长生。

《广利方》治心热风痫。烂龙角，浓研汁，食上服二合，日再服。

《经验后方》治大人小儿久患风痫，缠喉暇嗽，遍身风疹，急中涎潮。此等①药不大吐逆，只出涎水，小儿服一字。瓜蒂，不限多少，细碾为末。壮年一字，十五以下、老怯半字，早晨井花水下。一食顷，含沙糖一块，良久，涎如水出。年深涎尽，有一块如涎布，水上如鉴矣②。涎尽，食粥一两日。如吐多困甚，即咽麝香汤一盏，即止矣。麝，细研，温水调下。昔天平尚书，觉昏眩，即服之，取涎有效。

《明皇杂录》云：开元中有名医纪朋者，观人颜色谈笑，知病深浅，不待诊脉。帝闻之，召于掖庭中，看一宫人，每日昃，则笑歌啼号若狂疾，而足不能履地。朋视之，曰：此必因食饱而大促力，顿仆于地而然。乃饮以云母③汤，令熟寐，觉

---

① 此等：原倒，据《四库全书》本乙转。

② 年深涎尽，有一块如涎布，水上如鉴矣：《串雅内编》(《续修四库全书》上海图书馆藏清抄本)卷三"顶药"篇作"年深者出黑涎，有块布水上也"，《普济方》卷一百五十七咳嗽门"诸咳嗽附论"篇作"涎尽，有老痰一块吐出，布在水上如碱"，《本草纲目》果部第三十三卷"甜瓜"条及《本草单方》(明缪仲淳撰)卷七"痫"篇均作"年深者出墨涎，有块布水上也"，存参。

③ 母：原作"毋"，据《四库全书》本改。

而失所苦。问之，乃言：因太华公主载诞，宫中大陈歌吹。某乃主讴，惧其声不能清且长，吃豚蹄羹饱，而当筵歌大曲。曲罢，觉胸中甚热，戏于砌台上，高而坠下，久而方惺，病狂，足不能及地。

治卒得惊邪恍惚方第十八

治人心下虚悸。方：麻黄、半夏，等分。捣，蜜丸，服如大豆三丸，日三，稍增之。半夏，汤洗去滑，干。

若惊忧怖迫逐，或惊恐失财，或激愤惆怅，致志气错越，心行违僻，不得安定者。龙骨、远志、茯神、防风、牡蛎各二两，甘草七两，大枣七枚，以水八升，煮取二升，分再服，日日作之，取瘥。

又方：茯苓、干地黄各四两；人参、桂各三两；甘草二两；麦门冬一升，去心；半夏六两，洗滑；生姜一斤。以水一斗，又杀乌鸡，取血及肝、心，煮三升，分四服，日三夜一，其间少食无爽，作三剂，瘥。

又方：白雄鸡一头，治如食；珍珠四两，切；薤白四两。以水三升，煮取二升。宿勿食，旦悉食鸡等，及饮汁尽。

又有镇心、定志诸丸，在大方中。

治卒中邪鬼，恍惚振噤。方：灸鼻下人中，及两手足大指爪甲本，令艾丸①在肉上，各七壮。不止，至十四壮，愈。此事本在杂治中。

治女人与邪物交通，独言独笑，悲思恍惚者。末雄黄一两，

① 此后，《外台秘要方》卷十三"鬼魅精魅方八首"条有"半在爪上，半"，存参。

以松脂二两溶和，虎爪搅，令如弹丸。夜，纳火笼中烧之，令女人寝①坐其上，被急自蒙，唯出头耳。一次②未瘥，不过三剂，过自断也。

又方：雄黄一两，人参一两，防风一两，五味子一升。捣，筛。清旦以井水，服方寸匕，三服瘥。

师往，以针五枚纳头髻中。狂病者，则以器贮水，三尺新布覆之，横大刀于上。悉乃矜庄，呼见其人，其人必欲起走，慎勿听。因取一喷之，一呵视，三通乃熟。拭去水，指弹额上近发际，问："欲愈乎？"其人必不肯答，如此二七弹，乃答。欲因杖针刺鼻下人中近孔内侧空，停针。两耳根前宛宛动中，停针。又刺鼻直上，入发际一寸，横针。又刺鼻直上入。乃具诘问，怜怜醒悟，则乃止矣。

若男女喜梦与鬼通，致恍惚者。锯截鹿角屑，酒服三指撮，日三。

附方：

张仲景主心下悸。半夏麻黄丸，二物等分，末，蜜丸如小豆，每服三丸，日三。

《简要济众方》每心脏不安，惊悸善忘，上膈风热化痰。白石英一两，朱砂一两。同研为散，每服半钱，食后夜卧，金银汤调下。

心中客热，膀胱间连胁下气妨，常旦忧愁不乐，兼心忪者。取莎草根二大斤，切，熬令香，以生绢袋贮之，于三大斗无灰清酒中浸之。春三月，浸一日，即堪服；冬十月后，即七日，近暖处乃佳。每空腹服一盏，日夜三四服之，常令酒气相续，

---

① 寝：原作"侵"，据《四库全书》本改。

② 次：原作"尔"，据《四库全书》本改。

以知为度。若不饮酒，即取莎草根十两，加桂心五两，芜荑三两，和捣为散，以蜜和为丸，捣一千杵，丸如梧子大。每空腹以酒及姜蜜汤饮汁等下二十丸，日再服，渐加至三十丸，以瘥为度。

治卒[①]中风诸急方第十九

治卒中急风，闷乱欲死。方：灸两足大指下横纹中，随年壮。又别有续命汤。

若毒急不得行者，内筋急者，灸内踝；外筋急者，灸外踝上，二十壮。若有肿痹，虚者，取白蔹二分，附子一分。捣，服半刀圭，每日可三服。

若眼上睛垂者。灸目两眦后，三壮。

若不识人者。灸季胁头各七壮。此胁小肋屈头也。

不能语者。灸第二椎[②]或第五椎上五十壮。又别有不得语方，在后篇中矣。

又方：豉、茱萸各一升，水五升，煮取二升，稍稍服。

若眼反口噤，腹中切痛者。灸阴囊下第一横理十四壮。又别有服膏之方。

若狂走，欲研刺人，或欲自杀，骂詈不息，称鬼语者。灸两口吻头赤肉际各一壮。又，灸两肘屈中五壮。又，灸背胛中间三壮。三日报灸三。仓公秘法，又，应灸阴囊下缝三十壮。又，别有狂邪方。

---

① 卒：原脱，据原书目录补。

② 椎：原作"槌"，据本书卷一"救卒中恶死方第一"条改。以下同此者，径改，不另出注。

若发狂者。取车毂中脂，如鸡子，热温淳苦酒以投脂，甚搅令消。服之令尽。

若心烦恍惚，腹中痛满，或时绝而复苏者。取釜下土五升，捣，筛，以冷水八升和之，取汁，尽服之。口已噤者，强开，以竹筒灌之，使得下入，便愈。甚妙。

若身体角弓反张，四肢不随，烦乱欲死者。清酒五升。鸡白屎一升，捣，筛。合和，扬之千遍，乃饮之。大人服一升，日三，少五合，瘥。

若头身无不痛，颠倒烦满欲死者。取头垢，如大豆大，服之。并囊贮大豆，蒸熟①，逐痛处熨之，作两囊，更番为佳。若无豆，亦可蒸鼠壤土，熨。

若但腹中切痛者。取盐半斤，熬令水②尽，着口中。饮热汤二升，得便吐，愈。

又方：附子六分；生姜三两，切。以水二升，煮取一升。分为再服。

若手足不随。方：取青布烧作烟，就小口器中熏痛处，佳③。

又方：豉三升，水九升，煮取三升，分三服。又取豉一升，微熬，囊贮，渍三升酒中三宿，温服，微令醉为佳。

若身中有掣痛不仁，不随处者。取干艾叶一斛④许，丸之，纳瓦甑下，塞余孔，唯留一目，以痛处着甑目，下烧艾以熏之，

---

① 熟：疑为"热"之讹字。

② 水：原脱，据文义补。

③ 佳：原脱，据《医心方》卷三"治中风四肢不屈伸方第十五"条补。

④ 斛：原作"䊆"，据《本草纲目》草部第十五卷"艾"条改。

一时间愈矣。

又方：取朽木①削之，以水煮令浓，热灼灼尔，以渍痛处，效。

若口噤不开者。取大豆五升，熬令黄黑，以酒五升渍取汁。以物强发口而灌之，毕，取汗。

又方：独活四两，桂二两。以酒水二升，煮取一升半。分为三服，开口与之。温卧，火炙，令取汗。

若身直，不得屈伸反覆者。取槐皮黄白者，切之，以酒共水六升，煮取二升，去滓，适寒温，稍稍服之。

又方：刮枳树皮，取一升，以酒一升渍一宿，服五合至一升，酒尽更作，瘥。

若口喎僻者。衔奏灸口吻口横纹间，觉火热便去艾，即愈。勿尽艾，尽艾则太过。若口左僻，灸右吻；右僻，灸左吻。又，灸手中指节上一丸，喎右灸左也。又有灸口喎法，在此后也。

又方：取空青末一豆许②，着口中，入咽即愈。姚同。

又方：取蜘蛛子，摩其偏急颊车上，候视正，则止。亦可向火摩之。

又方：牡蛎、矾石、附子、灶中黄土，分等。捣末，以三岁雄鸡冠血和傅，急上，持水着边，视欲还正，便急洗去药。不着，更涂上，便愈。

又方：鳖血和③乌头涂之，欲正，即揭去之。

---

① 朽木：《医心方》卷三"治中风四肢不屈伸方第十五"条作"好术"，存参。

② 一豆许：原脱，据《重修政和经史证类备用本草》卷第三玉石部上品总七十三种"空青"条补。

③ 血和：原作"甲"，据《医心方》卷三"治中风口喎方第九"条改。

若四肢逆冷，吐清汁[1]，宛转啼呼者。取桂一两，咬咀，以水三升，煮取二升，去滓，适寒温，尽服。

若关节痛疼。蒲黄八两；附子一两，炮。合末之，服一钱匕，日三，稍增至方寸匕。

若骨节疼烦，不得屈伸，近之则痛，短气自[2]汗出，或欲肿者。附子二两，桂四两，术三两，甘草二两。水六升，煮取三升，分三服，汗出愈也。

若中暴风，白[3]汗出，如水者。石膏、甘草，各等分。捣，酒服方寸匕。日移一丈，辄一服也。

若中缓风，四肢不收者。豉三升，水九升，煮取三升。分为三服，日二作之。亦可酒渍，煮饮之。

若卒中风，瘫，身体不自收，不能语，迷昧不知人者。陈元狸骨膏至要，在备急药方中。

附方（头风、头痛附）：

《经验方》治急中风，目瞑牙噤，无门下药者。用此末子，以中指点末，揩齿三二十，揩大牙左右，其口自开，始得下药，名开关散。天南星捣为末、白龙脑，二件各等分。研，自五月五日午时合，患者只一字至半钱。

《简要济众》治中风口噤不开，涎潮吐。方：用皂角一挺，去皮，涂猪脂，炙令黄色，为末。每服一钱匕，非时温酒服。如气实脉大，调二钱匕；如牙关不开，用白梅揩齿，口开即灌药，以吐出风涎，瘥。

---

① 汁：《本草纲目》木部第三十四卷"桂"条作"水"，存参。

② 自：原作"得"，据《医心方》卷三"治中风四肢不屈伸方第十五"条改。

③ 白：疑为"自"之讹字。

治中风不省人事，牙关紧急者。藜芦一两，去芦头，浓煎，防风汤浴过，焙干，碎切，炒微褐色，捣为末。每服半钱，温水调下，以吐出风涎为效，如人行二里，未吐，再服。

又治胆风毒气，虚实不调，昏沉睡多。酸枣仁一两，生用；金挺蜡茶二两，以生姜汁涂炙，令微焦。捣，罗为散。每服二钱，水七分，煎六分，无时温服。

孙尚药治卒中风，昏昏若醉，形体昏闷，四肢不收，或倒，或不倒，或口角似斜，微有涎出。斯须不治，便为大病，故伤人也。此证风涎潮于上膈，痹气不通。宜用急救稀涎散。猪牙皂角四挺，须是肥实不蚛，削去黑皮；晋矾一两，光明通莹者。二味同捣，罗为细末，再研为散。如有患者，可服半钱，重者三字匕，温水调，灌下。不大呕吐，只是微微涎稀令出，或一升二升。当时惺惺，次缓而调治，不可便大段治，恐过伤人命。累经效，不能尽述。

《梅师方》疗瘫痪风，手足𤺊曳，口眼㖞斜，语言謇涩，履步不正，神①验。乌龙丹：川乌头去皮脐②、五灵脂各五两。上为末，入龙脑、麝香，研令细匀，滴水丸如弹子大。每服一丸，先以生姜汁研化，次暖酒调服之，一日两服，空心、晚食前服。治一人，只三十丸，服得五七丸，便觉抬得手、移得步，十丸可以自梳头。

《圣惠方》治一切风疾。若能久服，轻身明目，黑髭驻颜。用南烛树，春夏取枝叶，秋冬取根皮，拣择，细锉五升。水五斗，慢火煎取二斗，去滓，别于净锅中，慢火煎如稀饧，以瓷瓶贮。温酒下一匙，日三服。

---

① 神：自此字至段末，原书作另起一段，据文义移至上段末。

② 脐：此后原衍"了"字，据文义删。

又方：治风立有奇效。用木天蓼一斤，去皮，细锉，以生绢袋贮，好酒二斗浸之，春夏一七日，秋冬二七日后开。每空心，日午、初夜合温，饮一盏，老幼临时加减。若长服，日只每朝一盏。

又方：治中风口㖞。巴豆七枚，去皮，烂研。㖞左，涂右手心；㖞右，涂左手心。仍以暖水一盏，安向手心，须臾即便正，洗去药，并频抽掣中指。

又方：治风头旋。用蝉壳二两，微炒为末，非时温酒下一钱匕。

《千金方》治中风，面目相引，偏僻牙车急，舌不可转。桂心以酒煮取汁，故布蘸搨病上，正即止①。左㖞搨右，右㖞搨左，常用大效。

又方：治三年中风不效②者。松叶一斤，细切之，以酒一斗，煮取三升。顿服，取汗出，立瘥。

又方：主卒中风，头面肿。杵杏仁如膏，傅之。

又方：治头面风，眼瞤鼻塞，眼暗冷泪。杏③仁三升，为末，水煮四五沸，洗头，冷汗尽，三度瘥。

《外台秘要》治卒中风口㖞。皂角五两，去皮为末，三年大醋和，右㖞涂左，左㖞涂右，干乃④傅之，瘥。

又治偏风及一切风。桑枝，锉，一大升，用今年新嫩枝，以水一大斗，煎取二大升，夏用井中沉，恐酢坏。每日服一盏，空心服尽。又煎服，终身不患偏风。若预防风，能服一大

---

① 止：原作"正"，据《四库全书》本改。

② 效：原作"较"，据《四库全书》本改。

③ 杏：原作"杳"，据《四库全书》本改。

④ 乃：原作"及"，据《四库全书》本改。

升，佳。

又主风，身体如虫行。盐一斗，水一石，煎减半，澄清，温洗三五度，治一切风。

葛氏方治中风寒瘟，直口噤不知人。鸡屎白一升，熬令黄，极热，以酒三升，和搅，去滓，服。

《千金翼方》治热风汗出心闷。水和云母，服之。不过，再服，立瘥。

《箧中方》治风头及脑掣痛不可禁者，摩膏主之。取牛蒡茎、叶，捣取浓汁二升，合无灰酒一升，盐花一匙头，熳火煎，令稠成膏，以摩痛处，风毒散，自止。亦主时行头痛，摩时须极力，令作热，乃速效。冬月无叶，用根代之，亦可。

《经验后方》治中风及壅滞。以旋覆花洗尘令净，捣末，炼蜜丸如梧子大。夜卧，以茶汤下五丸至七丸十丸。

又方：解风热，疏积热、风壅，消食化气，导血，大解壅滞。大黄四两；牵牛子四两，半生半熟。为末，炼①蜜为丸，如梧子大，每服茶下一十九丸。如要微动，吃十五丸。冬月宜服，并不搜搅人。

《集验方》治风热心躁，口干狂言，浑身壮热及中诸毒。龙脑甘露丸：寒水石半斤，烧半日，净地坑内，盆合，四面湿土壅起，候经宿取出。入甘草末、天竺黄各二两，龙脑二分，糯米膏丸弹子大，蜜水磨下。

《食医心镜》主中风，心肺风热，手足不随，及风痹不任，筋脉五缓，恍惚烦躁。熊肉一斤，切如常法，调和作腌腊，空腹食之。

---

① 炼：原作"鍊"，《四库全书》本作"鍊"（即"炼"），据改。以下同此者，径改，不另出注。

又主风挛，拘急偏枯，血气不通利。雁肪四两，炼，滤过。每日空心，暖酒一杯，肪一匙头，饮之。

《同经》曰，治历节诸风，骨节疼痛，昼夜不可忍者。没药半两，研。虎脑骨三两，涂酥炙黄色，先捣罗为散，与没药同研，令细。温酒调二钱，日三服，大佳。

《圣惠方》治历节风，百节疼痛不可忍。用虎头骨一具，涂酥炙黄，捶碎，绢袋贮，用清酒二斗，浸五宿。随性多少，暖饮之，妙。

《外①台秘要方》疗历节诸风，百节酸痛不可忍。松脂三十斤，炼五十遍，不能五十遍，亦可二十遍。用以炼酥三升，温和松脂三升，熟搅令极稠。且，空腹，以酒服方寸匕，日三。数食面粥为佳，慎血腥、生冷、酢物、果子。一百日，瘥。

又方：松节酒。主历节风，四肢疼痛如解落。松节二十斤，酒五斗，渍二七日。服一合，日五六服。

《斗门方》治白虎风，所患不已②，积年久治无效，痛不可忍者。用脑、麝、枫、柳皮不限多少，细锉，焙干，浸酒常服，以醉为度，即瘥。今之寄生枫树上者，方堪用，其叶亦可制。砒霜粉，尤妙矣。

《经验后方》治白虎风，走注疼痛，两膝热肿。虎胫骨，涂酥，炙黑；附子，炮裂，去皮、脐，各一两。为末，每服温酒调下二钱匕，日再服。

《外台秘要》治疬疡风，及三年。酢磨乌贼鱼骨，先布磨，

---

① 外：原作“内”。查《外台秘要方》卷十四“历节风方一十首”条有“又疗历节诸风，百节酸疼不可忍方”，与此书同，因之，将“内”改为“外”。

② 已：原作“以”，据《四库全书》本改。

肉赤，即傅之。

又治疬疡风。酢磨硫黄，傅之，止。

《圣惠方》治疬疡风。用羊蹄菜根，于生铁上，以好醋磨，旋旋刮取，涂于患上。未瘥，更入硫黄少许，同磨，涂之。

《集验方》治颈项及面上白驳，浸淫渐长，有似癣，但无疮，可治。鳗鲡鱼脂，傅之。先拭剥上刮，使燥痛，后以鱼脂傅之，一度便愈，甚者不过三度。

《圣惠方》治白驳。用蛇蜕，烧末，醋调，傅上，佳。

又方：治中风烦热，皮肤瘙痒。用醍醐四两，每服酒调下半匙。

《集验方》治风气客于皮肤，瘙痒不已。蜂房炙过、蝉蜕，等分。为末，酒调一钱匕，日三二服。

又方：蝉蜕、薄荷，等分。为末，酒调一钱匕，日三服。

《北梦琐言》云：有一朝士，见梁奉御，诊之曰：风疾已深，请速归去。朝士复见郴州马医赵鄂者，复诊之，言疾危，与梁所说同矣。曰：只有一法，请官人试吃消梨，不限多少，咀龁不及，绞汁而饮。到家旬日，唯吃消梨，顿爽矣。

《千金方》治头风头痛。大豆三升，炒令无声。先以贮一斗二升瓶一只，贮九升清酒，乘豆热，即投于酒中，蜜泥封之七日。温服。

孙真人方，治头风痛。以豉汤洗头，避风，即瘥。

《千金翼》治头风。捣葶苈子，以汤淋取汁，洗头上。

又，主头风。沐头，吴茱萸二升，水五升，煮取三升，以绵染拭发根。

《圣惠方》治头风痛，每欲天阴雨，风先发者。用桂心一两，为末，以酒调如膏，用傅顶上并额角。

中医非物质文化遗产临床经典名著

陈藏器《拾遗》序云：头疼欲死，鼻内吹硝[①]石末，愈。

《日华子》云：治头痛。水调决明子，贴太阳穴。

又方：决明子作枕，胜黑豆。治头风，明目也。

《外台秘要》治头疼欲裂。当归二两，酒一升，煮取六合，饮至再服。

《孙兆口诀》云：治头痛。附子，炮；石膏，煅，等分。为末，入脑、麝少许，茶酒下半钱。

《斗门方》治卒头痛。白僵蚕碾为末，去丝，以熟水下[②]二钱匕，立瘥。

又方：治偏头疼。用京芎，细锉，酒浸，服之，佳。

《博济方》治偏头疼。至灵散：雄黄、细辛，等分。研令细，每用一字已下。左边疼，吹入右鼻；右边疼，吹入左鼻。立效。

《经验后方》治偏头疼，绝妙。荜茇为末，令患者口中含温水。左边疼，令左鼻吸一字；右边疼，令右鼻吸一字。效。

《集验方》治偏正头疼。谷精草一两，为末，用白面调，摊纸花子上，贴疼处，干又换。

偏头疼。方：用生萝卜汁一蚬壳，仰卧，注鼻。左痛注左，右痛注右，左右俱注，亦得。神效。

《外台秘要》头风白屑，如麸糠。方：竖截楮木作枕，六十日一易新者。

---

① 硝：原作"消"，《四库全书》本及陈藏器《本草拾遗》序均作"硝"，据改。

② 下：原脱，据《四库全书》本补。

治卒风喑不得语方第二十

治卒不得语。方：以苦酒煮芥①子，傅②颈一周，以衣包③，一日一夕乃解，即瘥。

又方：煮大豆，煎其汁，令如饴，含之。亦但浓煮，饮之。

又方：煮豉汁，稍服之一日，可美酒半升中搅，分为三服。

又方：用新好桂，削去皮，捣，筛。三指撮，着舌下，咽之。

又方：锉榖枝叶，酒煮热灰④中，沫出，随多少饮之。

治卒失声，声噎不出。方：橘皮五两，水三升，煮取一升，去滓，顿服，倾合服之。

又方：浓煮苦竹叶，服之，瘥。

又方：捣蘘荷根，酒和，绞饮其汁。此本在杂治中。

又方：通草、干姜、附子、茯神各一两，防风、桂、石膏各二两，麻黄一两半，白术半两，杏仁三十枚。十物捣，筛，为末，蜜丸如大豆大。一服七丸，渐增加之。凡此皆中风。又有竹沥诸汤甚多，此用药虽少，而是将治所患，一剂不瘥，更应服之。

又方：针大椎旁一寸五分，又刺其下，停针之。

---

① 芥：原作"苤"，据《外台秘要方》卷十四"风失音不语方八首"条改。

② 傅：原作"薄"，据《四库全书》本改。

③ 包：原作"苞"，据《四库全书》本改。

④ 热灰：《重修政和经史证类备用本草》卷第十二木部上品总七十二种"楮实"条作"熟，皮"，存参

又方：矾石、桂末，绵裹如枣，纳舌下，有唾吐[1]出之。

又方：烧马勒衔铁，令赤，纳一升苦酒中，破一鸡子，合和，饮之。

若卒中冷，声嘶哑者。甘草一两，桂二两，五味子二两，杏仁三十枚，生姜八两，切。以水七升，煮取二升，为二服，服之。

附方：

《经验后方》治中风不语。独活一两，锉，酒二升，煎一升。大豆五合，炒有声，将药酒热投，盖良久。温服三合，未瘥，再服。

又方：治中风不语，喉中如拽锯声，口中涎沫。取藜芦一分，天南星一个，去浮皮，却脐子上陷一个坑子。纳入陈醋一橡斗子，四面用火，逼令黄色，同一处捣，再研极细，用生蜜为丸，如赤豆大。每服三丸，温酒下。

《圣惠方》治中风，以大声咽喉不利。以襄荷根二两，研，绞取汁，酒一大盏，相和令匀。不计时候，温服半盏。

治风毒脚弱痹满上气方第二十一

脚气之病，先起岭南，稍来江东，得之无渐，或微觉疼痹，或两胫小满，或行起忽弱，或小腹不仁，或时冷时热，皆其候也。不即治，转上入腹，便发气上[2]，则杀人。治之多用汤酒摩膏，种数既多，不但一剂，今只取单效用[3]，兼灸法。

---

① 吐：原脱，据《医心方》卷三"治声嘎不出方第十三"条补。

② 上：原脱，据《外台秘要方》卷十九"脚气痹弱方七首"条补。

③ 今只取单效用：《外台秘要方》卷十九"脚气痹弱方七首"条作"今止取单行效用方"，存参。

取好豉一升，三蒸三曝干，以好酒三斗渍之，三宿可饮，随人多少。欲预防，不必待时，便与酒煮豉服之。脚弱，其得小愈，及更营诸方服之，并及灸之。

次服独活酒。方：独活五两；附子五两，生用，切。以酒一斗，渍经三宿，服从一合始，以微痹为度[①]。

又方：白矾石二斤，亦可用钟乳末，附子三两，豉三升。酒三斗，渍四五日，稍饮之。若此有气，加苏子二升也。

又方：好硫黄三两，末之，牛乳五升。以水五升[②]，先煮乳水至[③]五升，仍纳硫黄，煎取三升，一服三合。亦可直以乳煎硫黄，不用水也。卒无牛乳，羊乳亦得。

又方：法先煎牛乳三升，令减半，以五合辄服硫黄末一两，服毕，厚盖取汗，勿令得风，中间更一服，暮又一服。若已得汗，不复更取，但好将息将护之。若未瘥愈，后数日中，亦可更作。若长将，亦可煎为丸。北人服此，治脚多效，但须极好硫黄耳，可预备之。

若胫已满，捏之没指者。但勤[④]饮乌犊牛溺二三升，使小便利[⑤]，渐渐消。当以铜器，尿取新者为佳。无乌牛，纯黄者，亦可用之。

---

① 此后，《外台秘要方》卷十九"脚气痹弱方七首"条有"忌猪肉、冷水"，存参。

② 以水五升：原脱，据《外台秘要方》卷十九"脚气痹弱方七首"条补。

③ 至：原脱，据《外台秘要方》卷十九"脚气痹弱方七首"条补。

④ 勤：原作"勒"，据《本草纲目》兽部第五十卷"牛"条改。

⑤ 利：此后原衍"息"字，据金泰和张存惠晦明轩本《重修政和经史证类备用本草》（《中医古籍珍本集成·本草卷》，周仲瑛、于文明主编，2014年12月，湖南科学技术出版社）卷第十七"牛角䚡"条之"黄犍牛、乌牯牛尿"条删。

又方：取牵牛子，捣，蜜丸如小豆大。每服①五丸，生姜汤下②，取令小便利。亦可正尔吞之。其子黑色，正似棣子核形，市人亦卖之。

又方：三白根，捣碎，酒饮之。

又方：酒若水，煮大豆，饮其汁。又，食小豆，亦佳。又，生研胡麻，酒和服之，瘥。

又方：大豆三升，水一斗，煮取九升，纳清酒九升，又煎取九升。稍稍饮之，小便利，则肿歇也。

其有风引、白鸡、竹沥、独活诸汤，及八风、石斛、狗脊诸散，并别在大方中。金芽酒，最为治之要，今载其方。蜀椒、茵芋、金牙、细辛、莽草、干地黄、防风、附子、地肤、蒴藋、升麻各四两，人参三两，羌活一斤，牛膝五两。十四物，切，以酒四斗，渍七日，饮二三合，稍加之。亦治口不能言，脚屈，至良。又有侧子酒，亦效。

若田舍贫家，此药可酿，菝葜及松节、松叶皆善。菝葜，净洗，锉之一斛，以水三斛，煮取九斗，以渍曲，及煮，去滓③。取一斛，以④渍饭，酿之如酒法，熟即取饮，多少任意，可顿作三五斛。若用松节、叶，亦依准此法，其汁不厌浓也。

---

① 每服：原脱，据《重修政和经史证类备用本草》卷第十一草部下品之下总一百五种"牵牛子"条补。

② 生姜汤下：原脱据据《重修政和经史证类备用本草》卷第十一草部下品之下总一百五种"牵牛子"条补。

③ 及煮，去滓：《外台秘要方》卷十九"脚气寒热汤酒方一十首"条作"又以水二斛，煮滓"，存参。

④ 以：原脱，据《外台秘要方》卷十九"脚气寒热汤酒方一十首"条补。

患脚屈^①，积年不能行，腰脊挛痹，及腹内紧结者，服之不过三五剂，皆平复如常^②。如无酿，水边商陆，亦佳。

其灸法，孔穴亦甚多，恐人不能悉皆知处，今止疏要者。必先从上始，若直灸脚，气上不泄则危矣。

先灸大椎。在项上大节高起者，灸其上面一穴耳。若气，可先灸百会五十壮，穴在头顶凹中也。

肩井各一百壮。在两肩小近头凹处，指捏之，安令正得中穴耳。

次灸膻中五十壮。在胸前两边对乳、胸厌骨解间，指按觉气翕翕尔是也。一云：正胸中一穴也。

次灸巨阙。在心厌尖尖^③下一寸，以尺度之。凡灸，以上部五穴，亦足泄^④其气。若能灸百会、风府、胃管及五脏腧，则益佳。视病之宽急耳。诸穴出《灸经》，不可具载之。

次乃灸风市百壮。在两髀外，可平倚垂手，直掩髀上，当中指头大筋上捻之，自觉好也。

次灸三里二百壮。以病人手横掩，下并四指，名曰一夫，指至膝头骨下，指中节是其穴，附胫骨外边，捻之，凹凹然也。

次灸上廉一百壮。又在^⑤三里下一夫。

次灸下廉一百壮。又在上廉下一夫。

次灸绝骨二百壮。在外踝上三寸余，指端取踝骨上际，屈

---

① 脚屈：《外台秘要方》卷十九"脚气寒热汤酒方一十首"条作"脚气屈弱"，存参。

② 如常：原脱，据《外台秘要方》卷十九"脚气寒热汤酒方一十首"条补。

③ 尖：此后原衍"四"字，据文义删。

④ 泄：原作"治"，据《医心方》卷八"脚气灸法第十二"条改。

⑤ 在：原作"灸"，据此段前后书写体例及文义改。

指头四寸便是，与下廉颇相对，分间二穴也。此下一十八穴，并是要穴。余伏兔、犊鼻穴。凡灸此壮数，不必顿毕，三日中报灸合尽。

又方：孔公孽二斤，石斛五两。酒二斗，浸，服之。

附方：

《斗门方》治卒风毒，肿气急痛。以柳白皮一斤，锉，以酒煮令热，帛裹熨肿上。冷，再煮易之。甚妙也。

《圣惠方》治走注，风毒疼痛。用小芥子，末，和鸡子白，调傅之。

《经验后方》治风毒，骨髓疼痛。芍药二分；虎骨一两，炙，为末，夹绢袋贮。酒三升，渍五日。每服二合，日三服。

《食医心镜》除一切风湿痹，四肢拘挛。苍耳子三两，捣末，以水一升半，煎取七合，去滓，呷之。

又，治筋脉拘挛，久风湿痹，下气，除骨中邪气，利肠胃，消水肿。久服，轻身益气力。薏苡仁一升，捣为散，每服以水二升，煮两匙末，作粥，空腹食。

又，主补虚，去风湿痹。醍醐二大两，暖酒一杯，和醍醐一匙，饮之。

《经验方》治诸处皮里面痛。何首乌，末，姜汁调成膏。痛处以帛子裹之，用火灸鞋底，熨之，妙。

孙真人方，主脚气及上气。取鲫鱼一尺长者，作脍，食一两顿，瘥。

《千金翼》治脚气冲心。白矾二两，以水一斗五升，煎三五沸，浸洗脚，良。

《广利方》治脚气冲烦，闷乱不识人。大豆一升，水三升，浓煮取汁，顿服半升。如未定，可更服半升，即定。

苏恭云：凡患脚气，每旦任意饱食，午后少食，日晚不食，如饥可食豉粥。若瞑不消，欲致霍乱者，即以高良姜一两，打碎，以水三升，煮取一升，顿服尽，即消。待极饥，乃食一碗薄粥，其药唯极饮之，良。若卒无高良姜，母姜一两代之，以清酒一升，煮令极熟，和滓食之，虽不及高良姜，亦大效矣。

《唐本》注云：脚气。煮莸草，浓汁，渍之，多瘥。

《简要济众》治脚气，连腿肿满，久不瘥。方：黑附子一两，去皮、脐，生用，捣为散，生姜汁调如膏。涂傅肿上，药干再调涂之，肿消为度。

治服散卒发动困笃方第二十二

凡服五石、护命、更生，及钟乳、寒食之散，失将和节度，皆致发动，其病无所不为。若发起仓卒，不以渐而至者，皆是散势也，宜及时救解之。若四肢身外，有诸一切痛，违常者，皆即冷水洗数百遍，热有所冲，水渍布巾，随以搨^①之。又水渍冷石，以熨之。行饮暖酒，逍遥起行。

若心腹内，有诸一切疾痛违常，烦闷昏恍者。急解衣^②，取^③冷热，取温酒饮一二升，渐渐稍进，觉小宽，更进冷食。其心痛者，最急。若肉冷，口已噤，但折齿，下热酒，瘥。

若腹内，有结坚热癖，使众疾者，急下之。栀子十四枚，豉五合。水二升，煮取一升，顿服之。热甚，已发疮者，加黄

---

① 搨：原作"榻"，据《四库全书》本改。

② 衣：原作"之"，据《医心方》卷十九"服石发动救解法第四"条改。

③ 取：《四库全书》本无此字，存参。

芩二两。

癖食犹不消，恶食畏冷者，更下。好大黄末半升，芒硝半升，甘草二两，半夏、黄芩、芫花各一分。捣为散，藏密器中。欲服，以水八升，先煮大枣二十枚，使烂。取四升，去枣，乃纳药五方寸匕，搅和，着火上，三上三下，毕，分三服。旦一服便利者，亦可停。若不快，更一服。下后即作酒粥，食二升，次作水飧进之。不可不即食，胃中空虚，得热入，便煞人矣。

得下后，应长将备急。大黄、葶苈、豉各一合，杏仁、巴豆三十枚。捣，蜜丸如胡豆大。旦服二枚，利者减之，痞者加之。

解散汤、方、丸、散、酒，甚多，大要在于将冷，及数自下。惟取通利，四体欲常劳动，又不可失食致饥，及馊饭臭鱼肉，兼不可热饮食、厚衣、向火、冒暑远行，亦不宜过风冷。大都每使于体粗，堪任为好。若已病发，不得不强自浇耳。所将药，每以解毒而冷者为宜。服散，觉病去，停住，后二十日三十日便自服。常若留结不消，犹致烦热，皆是失度，则宜依法防治。此法乃多为贵乐人用，而贱苦者服之，更少发动，当以得寒劳故也。恐脱在危急，故略载此数条，以备忽卒。余具大方中。

附方：

《圣惠方》治乳石发动，壅热心闷，吐血。以生刺蓟，捣取汁，每服三合，入蜜少许，搅匀，服之。

《食疗》云：若丹石热发。瓜根和鲫鱼，煮作羹，食之三两顿，即便瘥耳。

治卒上气咳嗽方第二十三

治卒上气，鸣息便欲绝。方：捣韭，绞汁，饮一升许，立愈。

又方：细切桑根白皮三升，生姜三两，吴茱萸半升。水七升，酒五升，煮三沸，去滓，尽服之。一升入口，则气下[①]。千金不传方。

又方：茱萸二升，生姜三两。以水七升，煮取二升，分为三服。

又方：麻黄四两；桂、甘草各二两；杏仁五十枚，熬之。捣为散，温汤服方寸匕，日三。

又方：末[②]人参，服方寸匕，日五六服[③]。

气嗽，不问多少时者，服之便瘥。方：陈橘皮、桂心、杏仁去尖皮，熬三物，等分。捣，蜜丸，每服饭后，须茶汤下二十丸。忌生葱。史侍郎传。

治卒厥逆上气，又两心胁下痛满，淹淹欲绝。方：温汤令灼灼尔，以渍两足及两手，数易之也。

此谓奔豚病，从卒惊怖忧迫[④]得之，气下纵纵冲心胸，脐间筑筑，发动有时[⑤]，不治煞人。诸方用药皆多，又必须煞豚，

---

① 尽服之……则气下：《外台秘要方》卷十"卒上气方六首"条作"尽令服之，入口则愈"，存参。

② 末：原作"未"，据《四库全书》本改。

③ 服：原脱，据《重修政和经史证类备用本草》卷第六草部上品之上"人参"条补。

④ 迫：原作"追"，据《四库全书》本改。

⑤ 气下纵纵冲心胸，脐间筑筑，发动有时：《外台秘要方》卷十二"贲狄气方四首"作"气从下上，上冲心胸，脐间筑筑，发动有时"，存参。

唯有一汤，但可办耳。甘草二两，人参二两，桂心二两，茱萸一升，生姜一斤，半夏一升。以水一斗，煮取三升，分三服。此药宜预蓄，得病便急合之。

又方：麻黄二两；杏仁一两，熬，令黄。捣散，酒下^①方寸匕，数服之，瘥。

治卒乏气，气不复报，肩息。方：干姜三两，㕮咀，以酒一升，渍之。每服三合，日三服。

又方：度手拇指，折度心下，灸三壮，瘥。

又方：麻黄三两，先煎去沫^②；甘草二两。以水三升，煮取一升半，分三服。瘥后，欲令不发者，取此二物，并熬杏仁五十枚，蜜丸，服如桐子大四五丸，日三服，瘥。

又方：麻黄二两，桂、甘草各一两，杏仁四十枚。以水六升，煮取二升，分三服。

此二^③方，并名^④小投杯汤。有气疾^⑤者，亦可以药捣作散，长将服之。多冷者，加干姜三两；多痰^⑥者，加半夏三两。

治大走马及奔走^⑦喘乏，便饮冷水，因得上气发热。方：用竹叶三斤，橘皮三两。以水一斗，煮取三升，去滓，分为三服，三日一剂，良。

---

① 下：原作"散"，据《四库全书》本改。

② 先煎去沫：《外台秘要方》卷十"卒上气方六首"条作"去节"，存参。

③ 二：原作"三"，据《外台秘要方》卷十"卒上气方六首"条改。

④ 名：原作"各"，据《外台秘要方》卷十"卒上气方六首"条改。

⑤ 疾：原作"疹"，据《外台秘要方》卷十"卒上气方六首"条改。

⑥ 多痰：《外台秘要方》卷十"卒上气方六首"作"淡唾"，存参。

⑦ 走：原作"趋"，据《外台秘要方》卷十"因食饮水上气方四首"条改。

治大热行极，及食热饼，竟饮冷水过多，冲咽不即消，仍以发气，呼吸喘息。方：大黄、干姜、巴豆，等分。末，服半钱匕，若得吐下，即愈。

若犹觉停滞在心胸，膈中不利者。瓜蒂二分，杜蘅三分，人参一分。捣，筛，以汤服一钱匕，日二三服，取吐为度①，效。

治肺痿，咳嗽吐涎沫，心中嗢嗢②，咽③燥而不渴者。生姜五两，人参二两，甘草二两，大枣十二枚。水三升，煮取一升半，分为再服。

又方：甘草二两，以水三升，煮取一升半，分再服。

又方：生天门冬，捣取汁一斗，酒一斗，饴一升，紫菀四合。铜器于汤上煎，可丸。服如杏子大一丸，日可三服。

又方：甘草二两，干姜三两，枣十二枚。水三升，煮取一升半，分为再服。

卒得寒冷上气。方：干苏叶三两，陈橘皮四两。酒四升，煮取一升半，分为再服。

治卒得咳嗽。方：用釜月下土一分，豉七分。捣为丸，蜜丸如④梧子大，米饮⑤服十四丸。

又方：乌鸡一头，治如食法，以好酒渍之半日，出鸡，服酒。一云：苦酒一斗，煮白鸡，取三升，分三服，食鸡肉。莫与盐食，则良。

---

① 取吐为度：原脱，据《本草纲目》草部第十三卷"杜衡"条补。

② 嗢嗢：原作"温温"，据《四库全书》本改。

③ 咽：原作"烟"，据《四库全书》本改。

④ 蜜丸如：原脱，据《外台秘要方》卷九"卒咳嗽方八首"条补。

⑤ 米饮：原脱，据《外台秘要方》卷九"卒咳嗽方八首"条补。

又方：从大椎下，第五节下、六节上空间，灸一处，随年壮①。并治上气。

又方：灸两乳下黑白肉际各百壮，即愈。亦治上气。灸胸前对乳一处，须随年壮也。

又方：桃仁三升，去皮，捣，着器中，蜜封头，蒸之一炊，倾出曝干，绢袋贮，以纳二斗酒中六七日，可饮四五合，稍增至一升，吃之。

又方：饴糖六两；干姜六两，末之；豉二两。先以水一升，煮豉三沸，去滓，纳饴糖，消后②，纳干姜末③。分为三服。

又方：以饴糖杂生姜屑，蒸三斗米下。食如弹子丸，日夜十度，服。

又方：猪肾二枚，细切；干姜三两，末。水七升，煮二升，稍稍服，覆取汗。

又方：灸乌心，食之，佳。

又方：生姜汁、百部汁和，同合煎，服二合。

又方：百部根四两。以酒一斗，渍，再宿，火暖，服一升，日再服。

又方：椒二百粒，捣末之；杏仁二百枚，熬之；枣百枚，去核。合捣，令极熟，稍稍合如枣许大，则服之。

又方：生姜三两，捣取汁；干姜屑三两；杏仁一升，去皮，熬。合捣为丸，服三丸，日五六服。

又方：芫花一升，水三升，煮取一升，去滓，以枣十四枚，煎令汁尽。一日一食之，三日讫。

---

① 壮：原脱，据《外台秘要方》卷十"上气方九首"条补。
② 后：原脱，据《外台秘要方》卷九"卒咳嗽方八首"条补。
③ 末：原脱，据《外台秘要方》卷九"卒咳嗽方八首"条补。

又方：熬捣葶苈一两，干枣三枚。水三升，先煮枣取一升，去枣，纳葶苈，煎取五合。大人分三服，小儿则分为四服。

又，华佗五嗽丸。炙皂荚、干姜、桂，等分。捣，蜜丸如桐子，服三丸，日三。

又方：锉①取松屑②一分；桂二分；皂荚二两，炙，去皮、子。捣，蜜丸如桐子大，服十五丸，小儿五丸，日一二服。

又方：屋上白蜆壳，捣末，酒服方寸匕。

又方：末浮散石，服。亦蜜丸。

又方：猪胰一具，薄切，以苦酒煮。食令尽，不过二服。

又方：芫花二两，水二升，煮四沸，去滓，纳白糖一斤，服如枣大。勿食咸酸。亦治久咳嗽者。

治久咳嗽上气，十年二十年，诸药治不瘥。方：猪胰三具，枣百枚。酒三升，渍数日，服三二合，加至四五合，服之不久，瘥。

又方：生龟一只，着坎中，就溺之，令没，龟死，渍之三日，出，烧末。以醇酒一升，和屑如干饭。顿服之，须臾大吐，嗽囊出，则瘥。小儿可服半升。

又方：生龟三枚③，治如食法，去肠，以水五升，煮取三升，以渍曲，酿秫米四升，如常法熟，饮二升，令尽，此则永断。

---

① 锉：原作"错"，据文义改。

② 锉取松屑：《外台秘要方》卷九"卒咳嗽方八首"条作"炉中取铅屑"，存参。

③ 枚：原脱，据《重修政和经史证类备用本草》卷第二十虫鱼部上品总五十种"龟甲"条改。

又方：蝙蝠除头^①，烧令焦，末，米^②饮服之。

附方：

孙真人方，治咳嗽。皂荚，烧，研碎，二钱匕，豉汤下之。

《十全博救方》治咳嗽。天南星一个，大者，炮令裂，为末。每服一大钱，水一盏，生姜三片，煎至五分，温服，空心、日午、临卧时各一服。

《箧中方》治咳嗽。含膏丸：曹州葶苈子一两，纸衬，熬令黑；知母、贝母各一两。三物同捣，筛，以枣肉半两，别销砂糖一两半，同入药中，和为丸，大如弹丸。每服，以新绵裹一丸，含之，徐徐咽津，甚者不过三丸。今医亦多用。

崔知悌疗久嗽，熏法。每旦，取款冬花如鸡子许，少蜜拌花，使润，纳一升铁铛中。又用一瓦碗，钻一孔，孔内安一小竹筒，笔管亦得，其筒稍长。作碗铛相合，及撞筒处，皆面泥之，勿令漏气。铛下着炭，少时，款冬烟自从筒出，则口含筒，吸取烟，咽之。如胸中少闷，须举头。即将指头捻筒头，勿使漏烟气，吸烟使尽，止。凡如是，五日一为之，待至六日，则饱食羊肉馎饦一顿，永瘥。

《胜金方》治久嗽、暴嗽、劳嗽。金粟丸：叶子雌黄一两，研细。用纸筋泥固济小合子一个，令干，勿令泥厚。将药入合子内，水调赤石脂，封合子口，更以泥封之，候干，坐合子于地上，上面以末，入窑。瓦坯子弹子大，拥合子，令作一尖子，上用炭十斤，簇定，顶上着火一熨斗，笼起，令火从上渐炽，

---

① 除头：《重修政和经史证类备用本草》卷第十九禽部三品总五十六种"伏翼"条及《本草纲目》禽部第四十八卷"伏翼"条均作"除翅、足"，存参。

② 米：原脱，据《本草纲目》禽部第四十八卷"伏翼"条补。

候火消三分去一，看瓦坯通赤，则去火，候冷，开合子取药，当如镜面，光明红色。入乳钵内，细研，汤浸，蒸饼心为丸，如粟米大。每服三丸五丸，甘草水服，服后睡良久，妙。

崔元亮《海上方》疗嗽。单验方：取好梨，去核，捣取汁一茶碗，着椒四十粒，煎一沸，去滓，即纳黑饧一大两，消讫，细细含咽，立定。

孟诜云：卒咳嗽，以梨一颗，刺作五十孔，每孔内以椒一粒，以面裹于热火灰中，煨令熟，出，停冷，去椒，食之。

又方：梨一颗，去核，纳酥蜜，面裹，烧令熟，食之。

又方：取梨肉，纳酥中，煎，停冷，食之。

又方：捣梨汁一升，酥一两，蜜一两，地黄汁一升，缓火煎，细细含咽。凡治嗽，皆须待冷。喘息定后，方食。热食之，反伤矣。冷嗽，更极不可救。如此者，可作羊肉汤饼，饱食之，便卧少时。

《千金方》治小儿大人咳逆上气。杏仁三升，去皮、尖，炒令黄，杵如膏。蜜一升，分为三分。纳杏仁，杵令得所；更纳一分，杵如膏；又纳一分，杵熟止。先食含之，咽汁。

《杨氏产乳》疗上气急满，坐卧不得。方：鳖甲一大两，炙令黄，细捣为散。取灯心一握，水二升，煎取五合。食前服一钱匕，食后蜜水服一钱匕。

刘禹锡《传信方》，李亚治一切嗽，及上气者。用干姜，须是台州至好者；皂荚，炮，去皮、子，取肥大无孔者；桂心，紫色辛辣者，削去皮。三物并别捣，下筛了，各称等分，多少任意，和合后，更捣筛一遍，炼白蜜和溲^①，又捣一二十杵。每

---

① 溲：用水调和之义。原作"搜"，据文义改。以下同此者，径改，不另出注。

饮服三丸，丸稍加大如梧子，不限食之先后，嗽发即服，日三五服。禁[1]食葱油、咸腥、热面，其效如神。刘在淮南，与李同幕府，李每与人药而不出方，或讥其吝。李乃情话曰：凡人患嗽，多进冷药，若见此方，用药热燥，即不肯服，故但出药多效。试之，信之。

《简要济众》治肺气喘嗽。马兜铃二两，只用里面子，去却壳，酥半两，入碗内，拌和匀，慢火炒干；甘草一两，炙。二味为末，每服一钱，水一盏，煎六分。温呷，或以药末含咽津，亦得。

治痰嗽，喘急不定。桔梗一两半，捣罗为散，用童子小便半升，煎取四合，去滓，温服。

杨文蔚，治痰嗽，利胸膈。方：瓜蒌肥实大者，割开，子净洗；捶破刮皮，细切，焙干。半夏四十九个，汤洗十遍，捶破，焙。捣罗为末，用洗瓜蒌熟水并瓤，同熬成膏，研细为丸，如梧子大。生姜汤下二十丸。

《深师方》疗久咳逆上气，体肿，短气胀满，昼夜倚壁不得卧，常作水鸡声者，白前汤主之。白前二两；紫菀、半夏洗各三两；大戟七合，切。四物，以水一斗，渍一宿，明日煮取三升，分三服。禁食羊肉饧。大佳。

《梅师方》治久患暇呷咳嗽，喉中作声，不得眠。取白前，捣为末，温酒调二钱匕，服。

又方：治上气咳嗽，呷呀息气，喉中作声，唾黏[2]。以蓝实叶，水浸良久，捣，绞取汁一升，空腹顿服。须臾，以杏仁，研取汁，煮粥食之，一两日将息，依前法更服，吐痰尽，方瘥。

---

① 禁：原作"喋"，据《四库全书》本改。
② 黏：原作"粘"，据文义改。

《兵部手集》治小儿大人咳逆，短气，胸中吸吸，咳出涕唾，嗽出臭脓，涕黏①。淡竹沥一合，日三五服，大人一升。

《圣惠方》治伤中，筋脉急，上气咳嗽。用枣二十枚，去核。以酥四两，微火煎，入枣肉中，滴尽酥。常含一枚，微微咽之。

《经验后方》定喘化涎。猪蹄甲四十九个，净洗控干，每个指甲纳半夏、白矾各一字，入罐子内封闭，勿令烟出，火煅通赤，去火细研，入麝香一钱匕。人有上喘咳，用糯米饮下，小儿半钱。至妙。

《灵苑方》治咳嗽，上气喘急，嗽血吐血。人参好者，捣为末。每服三钱匕，鸡子清调之。五更初，服便睡，去枕仰卧，只一服，愈。年深者，再服。忌腥、咸、鲊、酱、面等，并勿过醉饱，将息佳。

席延赏，治虚中有热，咳嗽脓血，口舌咽干，又不可服凉药。好黄芪四两，甘草一两。为末，每服三钱，如茶点、羹、粥中亦可服。

《杜壬方》治上焦有热，口舌咽中生疮，嗽有脓血。桔梗一两，甘草二两。上为末，每服二钱，水一盏，煎六分，去滓，温服，食后细呷之。亦治肺壅。

《经验方》治咳嗽甚者，或有吐血新鲜。桑根白皮一斤，米泔浸三宿，净刮上黄皮，锉细，入糯米四两，焙干。一处捣为末。每服，米饮调下一两钱。

《斗门方》治肺破出血，忽嗽血不止者。用海犀膏一大片，于火上炙，令焦黄色，后以酥涂之，又炙，再涂，令通透，可

---

① 黏：原作"粘"，据文义改。

碾为末。用汤化三大钱匕，放冷服之，即血止。水胶是也，大验。

《食医心镜》主上气咳嗽，胸膈痞满，气喘。桃仁三两，去皮、尖，以水一升，研，取汁，和粳米二合，煮粥食之。

又治一切肺病咳嗽，脓血不止。好酥五斤，镕三遍，停取凝，当出醍醐。服一合，瘥。

又主积年上气咳嗽，多痰喘促，唾脓血。以萝卜子一合，研，煎汤，食上服之。

治卒身面肿满方第二十四

治卒肿满，身面皆洪大。方：大鲤一头，醇酒①三升，煮之令酒干尽，乃食之。勿用醋及盐、豉、他物杂也，不过三两服，瘥。

又方：灸足内踝下白肉际②三壮，瘥。

又方：大豆一斗，熟煮，漉，饮汁及食豆。不过数度，必愈。小豆尤佳。

又方：取鸡子黄白相和，涂肿处，干复涂之。

又方：杏叶，锉，煮令浓，及热渍之。亦可服之。

又方：车下李核中仁十枚，研，令熟；粳米三合，研。以水四升，煮作粥，令得二升，服之。日三作，未消更增核③。

---

① 酒：《外台秘要方》卷二十"卒肿满方六首"条作"苦酒"，存参。

② 际：原脱，据《外台秘要方》卷二十"卒肿满方六首"条补。

③ 日三作，未消更增核：原作"三作加核也"，据《外台秘要方》卷二十"卒肿满方六首"条改。

又方：大豆一升，以水五升，煮①二升，去豆，纳酒八升，更煮九升，分三四服。肿瘥后渴，慎不可多饮。

又方：黄牛溺，顿服三升，即觉减。未消，更服之。

又方：章陆根一斤，刮去皮，薄切之，煮令烂，去滓，纳羊肉一斤，下葱豉盐如食法，随意食之。肿瘥后，亦宜作此。亦可常捣章陆，与米中半，蒸作饼子，食之。

又方：猪肾一枚，分为七脔，甘遂一分，以粉之。火炙令熟，一日一食，至四五，当觉腹胁鸣，小便利。不尔，更进②。尽熟，剥去皮食之，须尽为佳。不尔，再之。勿食盐。

又方：切章陆二升，以酒三升，渍三宿，服五合至一升，日三服之。凡此满③，或是虚气，或是风冷气，或是水饮气，此方皆治之。

治肿入腹，苦满急，害饮食。方：大戟、鸟翅④末⑤各二两。捣，筛，蜜和丸，丸如桐子大。旦服二丸，当下渐退，更取令消，乃止之。

又方：葶苈子七两，椒目三两，茯苓三两，吴茱萸二两。捣，蜜和丸，如桐子大。服十丸，日三服⑥。

---

① 取：原脱，据《医心方》卷十"治身面卒肿方第二十三"条补。

② 猪肾一枚……更进：《外台秘要方》卷二十"水肿方一十三首"条作"猪肾一枚，分为七脔。甘遂一分，末，筛为散，以粉肾。微火炙令熟。食之至三四脔，乃可止，当觉腹中鸣，转攻两胁下，小便利，去水即愈。若三四脔不觉，可食七脔令尽"，存参。

③ 满：《医心方》卷十"治身面卒肿方第二十三"条作"肿"，存参。

④ 翅：《医心方》卷十"治身面卒肿方第二十三"条作"扇"，存参。

⑤ 此后，《外台秘要方》卷二十"肿入腹苦满方三首"条有"白术"，存参。

⑥ 此后，《外台秘要方》卷二十"肿入腹苦满方三首"条有"忌酢物"，存参。

又方：鲤鱼一头，重五斤者，以水二斗，煮取斗半，去鱼。泽漆五两；茯苓三两；桑根白皮，切，三升；泽泻五两。又煮取四升，分四服。服之，小便当利，渐消也。

又方：皂荚，剥，炙令黄，锉，三升，酒一斗，渍，石器煮，令沸。服一升，日三服，尽更作。

若肿，偏有所起处者。以水和灰，以涂之，燥复更涂。

又方：赤豆、麻子合捣，以傅肿上。

又方：水煮巴豆，以布沾，以拭之。姚云：巴豆三十枚，合皮㕮咀，水五升，煮取三升。日五拭肿上，随手即减。勿近目及阴。疗身体暴肿如吹者。

若但两足 ① 肿者。锉葱，煮令烂，以渍之，日三四度。

又方：菟丝子一升，酒五升，渍二三宿。服一升，日三服，瘥。

若肿从脚起，稍上进者，入腹则煞人。治之方：小豆一斛，煮令极烂，得四五斗汁。温以渍膝已下，日二为之，数日消尽。若已入腹者，不复渍，但煮小豆食之，莫杂吃饭及鱼、盐。又专饮小豆汁。无小豆，大豆亦可用。如此之病，十死一生，急救之。

又方：削楠及 ② 桐木，煮取汁，以渍之，并饮少许。加小豆，妙 ③。

又方：生猪肝一具，细切，顿食之。勿与盐，乃可。用苦

---

① 两足：原作"是"，据《外台秘要方》卷二十"水肿从脚起方四首"条改。

② 楠及：原作"楠或"，据《外台秘要方》卷二十"水肿从脚起方四首"条改。

③ 加小豆，妙：《外台秘要方》卷二十"水肿从脚起方四首"条作"如小豆法"，存参。

酒，妙。

又方：煮豉汁，饮，以滓傅脚。

附方：

《备急方》疗身体暴肿满。榆皮捣屑，随多少，杂米作粥
食，小便利。

《杨氏产乳》疗通体遍身肿，小便不利。猪苓五两，捣，
筛。煎水三合，调服方寸匕，加至二匕。

《食医心镜》主气喘促，浮肿，小便涩。杏仁一两，去尖、
皮，熬，研，和米煮粥，极熟。空心吃二合。

卷之四　　陛四

治卒大腹水病方第二十五

水病之初，先目上肿起，如老蚕色，侠颈①脉动。股里冷，胫中满，按之没指，腹内转侧有节声，此其候也。不即治，须臾，身体稍肿，肚尽胀，按之随手起，则病已成，犹可为治。此皆从虚损大病，或下痢后，妇人产后，饮水不即消，三焦受病，小便不利，乃相结渐渐生聚，遂流诸经络故也。治之方：葶苈一升，熬，捣之于臼上，割生雄鸭鸡，合血共头，共捣万杵，服如梧子五丸，稍加至十丸。勿食盐，常食小豆饭，饮小豆汁，鲤鱼佳也。

又方：防己、甘草、葶苈各二两。捣，苦酒和丸，如梧子大三丸，日三服，常服之。取消平，乃止。

又方：雄黄六分，麝香三分，甘遂、芫花、人参各二分。捣，蜜和丸，服如豆大二丸，加至四丸，即瘥。

又方：但以春酒五升，渍葶苈子二升，隔宿，稍服一合，小便当利。

① 颈：原作"头"，据《外台秘要方》卷二十"大腹水肿方五首"条改。

又方：葶苈一两，杏仁二十枚，并熬黄色。捣，分十服，小便去，立瘥。

又方：胡洽水银丸，大治水肿，利小便。姚同。葶苈、椒目各一升，芒硝六两。水银十两，水煮水银三日三夜①。乃以合，捣六万杵，自相和丸。服如大豆丸，先食服一丸②，日三服，日增一丸，至十丸。不知③，更从一起。瘥后，食牛羊肉自补，稍稍饮之④。

又方：多取柯枝皮，锉，浓煮，煎令可丸。服如梧子大三丸，须臾，又一丸，当下水后，将服三丸，日三服。此树，一名木奴，南人用作船。

又方：真苏合香、水银、白粉，等分。蜜丸，服如大豆二丸，日三，当下水，节饮好自养。无苏合，可阙之也。

又方：取蓖⑤麻熟成好⑥者二十枚，去皮，研之，水解得三合。日一服，至日中许，当吐下，诸水汁结裹。若不尽，三日后，更服三十枚，犹未尽，更复作。瘥后，节饮及咸物等。

又方：小豆一升，白鸡一头，治如食法。以水三斗，煮熟，

---

① 此后，《外台秘要方》卷二十"水气肿鼓胀方四首"条有"数益水，要当令黄白"，存参。

② 先食服一丸：原脱，据《外台秘要方》卷二十"水气肿鼓胀方四首"条补。

③ 不知：原脱，据《外台秘要方》卷二十"水气肿鼓胀方四首"条补。

④ 更从一起……稍稍饮之：《外台秘要方》卷二十"水气肿鼓胀方四首"条作"更从一丸始，病当从小便利。当饮好牛羊肉羹，昼夜五饮，当令补养。禁猪肉、生鱼、菜，勿忘饮浆水，渴饮羹汁"，存参。

⑤ 蓖：原作"萆"，据《医心方》卷十"治水瘕方第四"条改。萆，同蓖。

⑥ 熟成好：原作"绳熟"，据《医心方》卷十"治水瘕方第四"条改。

食滓饮汁，稍稍^①令尽。

又方：取青雄鸭，以水五升，煮取饮汁一升，稍稍饮，令尽，厚覆之，取汗佳。

又方：取胡燕卵中黄，顿吞十枚。

又方：取蛤蝼，炙令熟，日食十个。

又方：若唯腹大，动摇水声，皮肤黑，名曰水蛊。巴豆九十枚，去皮、心；杏仁六十枚，去皮、尖，并熬令黄。捣和之，服如小豆大一枚，以水下为度。勿饮酒，佳^②。

又方：鬼扇，细捣绞汁，服如鸡子，即下水，更复取水尽^③。若渴^④，研麻子汁，饮之。

又方：蒸^⑤弥草三十斤，水三石，煮取一石，去滓，更汤上煎，令可丸。服如皂荚子三丸至五六丸，水随小便去。节饮，糜粥养之。

又方：白茅根一大把，小豆三升。水三升，煮取干，去茅根，食豆，水随小便下。

又方：鼠尾草、马鞭草各十斤，水一石，煮取五斗，去滓更煎，以粉和为丸。服如大豆大，二丸加至四五丸。禁肥肉，生冷勿食。

肿满者。白楮树白皮一握，水二升，煮取五合。白槟榔大者二枚，末之，纳，更煎三五沸。汤成，下少许红雪，服之。

---

① 稍稍：《本草纲目》禽部第四十八卷"鸡"条无此二字，存参。

② 此后，《外台秘要方》卷二十"水蛊方四首"条有"忌猪肉、芦笋"，存参。

③ 尽：原作"蛊"，据《外台秘要方》卷二十"水蛊方四首"条改。

④ 渴：原作"汤"，据《外台秘要方》卷二十"水蛊方四首"条改。

⑤ 蒸：《四库全书》本作"蒜"，存参。

又将服牛溺、章陆、羊肉臛，及香柔①煎等，在肿满条中。其十水丸诸大方，在别卷。若止皮肤水，腹内未有者，服诸发汗药，得汗便瘥，然慎护风寒为急。若唯腹大，下之不去，便针脐下二寸，入数分，令水出，孔合，须腹减乃止。

附方：

李绛《兵部手集方》疗水病，无问年月深浅，虽复脉恶，亦主之。大戟、当归、橘皮各一大两，切，以水一大升，煮取七合，顿服，利水二三斗，勿怪。至重不过，再服便瘥。禁毒食一年。水下后更服，永不作。此方出张尚客。

《外台秘要》治水气。章陆根白者，去皮，切如小豆许，一大盏。以水三升，煮取一升以②上，烂，即取粟米一大盏，煮成粥，仍空心服。若一日两度服，即恐利多；每日服一顿，即微利。不得杂食。

又疗水病肿。鲤鱼一头，极大者，去头尾及骨，唯取肉。以水二斗，赤小豆一大升，和鱼肉煮，可取二升以③上。汁，生布绞，去滓，顿服尽。如不能尽，分为二服，后服温令暖，服讫当下利，利尽即瘥。

又方：卒患肿满。曾有人忽脚跌④肿，渐上至膝，足不可践地。至大水，头面遍身大肿，胀满。苦瓠，白瓤实，捻如大豆粒，以面裹，煮一沸，空心服七枚。至午，当出水一斗，三日水自出不止，大瘦乃瘥。三年内慎口味也。苦瓠，须好者，

---

① 柔：《外台秘要方》卷二十"大腹水肿方五首"条作"蒿"，存参。

② 以：原作"巳"，据文义改。

③ 以：原作"巳"，据文义改。

④ 跌：原作"肤"，据《外台秘要方》卷二十"卒肿满方六首"条改。疑"肤"乃为"肤"形近之误，"跌"与"肤"音同。下文诸如此义，径改，不另出注。

无黶黳，细理妍净者。不尔，有毒不用。

《圣惠方》治十种水，不瘥垂死。用貒肉半斤，切，粳米三合，水三升，葱、椒、姜、豉作粥，食之。

又方：治十种水病，肿满喘促，不得卧。以蝼蛄五枚，干，为末，食前汤调半钱匕至一钱，小便通，效。

《食医心镜》治十种水病，不瘥垂死。青头鸭一只，治如食法，细切，和米并五味，煮令极熟作粥，空腹食之。

又方：主水气，胀满浮肿，小便涩少。白鸭一只，去毛、肠，洗。馈饭半升，以饭、姜、椒酿鸭腹中，缝定，如法蒸，候熟食之。

《杨氏产乳》疗身体肿满，水气急，卧不得。郁李仁一大合，捣为末，和麦面，溲作饼子，与吃。入口，即大便通利，气便瘥。

《梅师方》治水肿，坐卧不得，头面身体悉肿。取东引花桑枝，烧灰，淋汁，煮赤小豆，空心食，令饱。饥即食尽，不得吃饭。

又方：治水肿，小便涩。黄牛尿，饮一升，日至夜，小便利，瘥。勿食盐。

又方：治心下有水。白术三两，泽泻五两。锉，以水三升，煎取一升半，分服。

《千金翼》治小便不利，膀胱水气流滞。以浮萍，日干，末，服方寸匕，日一二服，良。

《经验方》河东裴氏传，经效，治水肿及暴肿。葶苈三两，杵六千下，令如泥，即下汉防己末四两。取绿头鸭，就药臼中截头，沥血于臼中，血尽，和鸭头，更捣五千下，丸如梧桐子。患甚者，空腹，白汤下十丸；稍可者，五丸。频服，五日止。

此药利小便，有效如神。

《韦宙独行方》疗水肿从脚起，入腹则杀人。用赤小豆一斗，煮令极烂，取汁四五升，温渍膝以下。若已①入腹，但服小豆，勿杂食，亦愈。

李绛《兵部手集方》，亦著此法，云：曾得效。

治卒心腹癥坚方第二十六

治卒暴癥，腹中有物坚②如石，痛如刺，昼夜啼呼，不治之，百日死。方：牛膝二斤，以酒一斗，渍。以密③封于热灰火中，温令味出。服五合至一升，量力服之。

又方：用蒴藋根，亦如此，尤良。

姚云：牛膝酒，神验也。

又方：多取章④陆根，捣，蒸之。以新布藉腹上，药披着布上，勿腹上，冷复之，昼夜勿息⑤。

又方：五月五日葫十斤，去皮；桂一尺二寸；灶中黄土，如鸭子一枚。合捣，以苦酒和，涂以布擒病，不过三，瘥。

又方：取橉木，烧为灰，淋取汁八升，以酿一斛米，酒成服之。从半合始，不知，稍稍增至一二升。不尽一剂，皆愈。此灰入染绛用，叶中酿酒也。（橉⑥，直忍切。）

---

① 已：原作"以"，据《四库全书》本改。
② 坚：原脱，据《外台秘要方》卷十二"暴癥方六首"条补。
③ 密：原作"蜜"，据《四库全书》本改。
④ 章：原作"当"，据《四库全书》本改。
⑤ 以新布藉腹上……昼夜勿息：《外台秘要方》卷十二"暴癥方六首"作"以药铺布上，以衣覆，冷即易，取瘥止。数日之中，晨夕勿息"，存参。
⑥ 橉：原作大字，据《四库全书》本改作小字。

凡癥坚之起，多以渐生，如有卒觉，便牢大，自难治也。腹中癥有结积，便害饮食，转羸瘦，治之多用陷冰、玉壶、八毒诸大药，今止取小易得者。取虎杖根，勿令影临水上者，可得石余，杵熟煮汁，可丸，以秫米五六升，炊饭内，日中涂药后可饭，取瘥[1]。

又方：亦可取根一升，捣千杵，酒渍之。从少起，日三服。此酒治癥，乃胜诸大药。

又方：蚕屎一石，桑柴烧灰，以水淋之五度，取生鳖长一尺者，纳中煮之。烂熟，去骨，细擘，锉，更煎令可丸，丸如梧子大，一服七丸，日三。

又方：射罔二两，椒三百粒。捣末，鸡子白和为丸，如大麻子，服一丸，渐至如大豆大，一丸至三丸为度。

又方：大猪心一枚，破头去血。捣末雄黄，麝香当门子五枚，巴豆百枚，去心、皮，生用。心缝，以好酒，于小铜器中煎之。令心没欲歇，随益尽三升。当糜烂，煎令可丸，如麻子，服三丸，日三服。酒尽不糜者，出捣，蜜丸之，良。又，大黄末半斤，朴硝三两，蜜一斤，合于汤上，煎，可丸如梧子，服十丸，日三服之。

治鳖癥，伏在心下，手揣见头足，时时转者。白雌鸡一双，绝食一宿，明旦膏煎饭饲之，取其屎，无问多少，于铜器中，以溺和之。火上熬，可捣末，服方寸匕，日四五服，须消尽乃止。常饲鸡取屎，癥毕，煞鸡单食之。姚同。

治心下有物，大如杯，不得食者。葶苈二两，熬之；大黄

---

① 杵熟煮汁……取瘥：《外台秘要方》卷十二"暴癥方六首"作"净洗干之，捣作末，以秫米五斗炊饭内，搅之，好酒五斗渍封。药消饭浮，可饮一升半。勿食䑉、盐。癥当出"，存参。

二两；泽漆四两。捣，筛，蜜丸和，捣千杵，服如梧子大二丸，日三服，稍加。

其有陷冰、赭鬼诸丸方，别在大方中。

治两胁下有气结者。狼毒二两，旋覆花一两，附子二两，炮之。捣，筛，蜜和丸，服如梧子大二丸，稍加至三丸，服之。

熨癥法。铜器受二升许，贮鱼膏，令深二三寸，作大火炷六七枚，燃之，令膏暖。重纸覆癥上，以器熨之，昼夜勿息，膏尽更益也。

又方：茱萸三升，碎之，以酒和，煮令熟，布帛物裹，以熨癥上。冷，更均番用之，癥当移去，复逐熨，须臾消止。亦可用好□……□①茱萸。末，以鸡子白和射罔，服之②。

又方：灶中黄土一升，生葫一升③。先捣，葫熟纳土④复捣，以苦酒，浇令浥浥，先以涂布一面，仍搨病上，以涂布上，干复易之，取令消止，瘥。

治妇人脐下结物，大如杯升，月经不通，发作往来，下痢羸瘦，此为气瘕。按之若牢强肉癥者，不可治；未者，可治。末干漆一斤。生地黄三十斤，捣，绞取汁，火煎干漆，令可丸。食后服如梧子大三丸，日三服，即瘥。

---

① □……□：原缺，空白13个汉字位置，《四库全书》本空白4个汉字位置。

② 亦可用好□……□茱萸。末，以鸡子白和射罔，服之：《外台秘要方》卷十二"疗癥方三首"作"亦可用射罔五两，茱萸。末，以鸡子白和，涂癥上"，存参。

③ 生葫一升：原脱，据《外台秘要方》卷十二"心下大如杯结癥方二首"条补。

④ 土：原作"上"，据《外台秘要方》卷十二"心下大如杯结癥方二首"条改。

附方：

《外台秘要方》疗心腹宿癥，卒得癥。取朱砂细研，溲饭，令朱多。以雄鸡一只，先饿二日，后以朱饭饲之，着鸡于板上，收取粪，曝燥为末。温清酒服方寸匕至五钱，日三服。若病困者，昼夜可六服。一鸡少，更饲一鸡，取足服之，俟愈即止。

又疗食鱼肉等，成癥结在腹，并诸毒气。方：狗粪五升，烧，末之，绵裹，酒五升，渍，再宿，取清，分十服，日再。已后，日三服使尽。随所食，癥结即便出矣。

《千金方》治食鱼鲙及生肉，住胸膈不化，必成癥瘕。捣马鞭草汁，饮之一升，生姜水亦得，即消。

又方：治肉癥，思肉不已，食讫复思。白马尿三升，空心饮，当吐肉。肉不出，即死。

《药性论》云：治癥癖病。鳖甲、诃黎勒皮、干姜末，等分，为丸，空心下三十丸，再服。

宋明帝宫人，患腰痛牵心，发则气绝。徐文伯视之，曰：发瘕。以油灌之，吐物如发，引之长三尺，头已成蛇，能动摇，悬之滴尽，惟一发。

《胜金方》治膜外气，及气块。方：延胡索，不限多少，为末。猪胰一具，切作块子，炙熟，蘸药末[①]，食之。

治心腹寒冷食饮积聚结癖方第二十七

治腹中冷癖，水谷癖结，心下停痰，两胁痞满，按之鸣转，逆害饮食。取大蟾蜍一枚，去皮及腹中物，《支》解之；芒硝，

---

① 末：原作"未"，据《四库全书》本改。

大人一升，中人七合，瘦弱人五合。以水六升，煮取四升，一服一升。一服后，未得下，更一升，得下，则九日十日一作。

又方：茱萸八两，硝石一升，生姜一斤。以酒五升，合煮，取四升，先服一服一升。下[①]，痛者止，勿再服之。下病后，好将养之。

又方：大黄八两，葶苈四两。并熬芒硝四两，熬令汁尽。熟捣，蜜和丸，丸如梧子大，食后服三丸，稍增五丸。

又方：狼毒三两，附子一两，旋覆花三两。捣，蜜丸，服如梧子大，食前三丸，日三服。

又方：巴豆三十枚，去心；杏仁二十枚，并熬；桔梗六分；藜芦四分；皂荚三分，并炙之。捣，蜜和，丸如胡豆大。未食，服一丸，日二。欲下病者，服二丸，长将息，百日都好，瘥。

又方：贝母二两；桔梗二两；矾石一两；巴豆一两，去心、皮，生用。捣千杵，蜜和，丸如梧子，一服二丸。病后，少少减服。

又方：茯苓一两，茱萸三两。捣，蜜丸如梧子大，服五丸，日三服。

又治暴宿食，留饮不除，腹中为患。方：大黄、茯苓、芒硝各三两，巴豆一分。捣，蜜丸如梧子大，一服二丸。下[②]，痛止。

又方：椒目二两；巴豆一两，去皮、心，熬。捣以枣膏，丸如麻子，服二丸。下，痛止。

又方：巴豆一枚，去心、皮，熬之；椒目十四枚；豉十六粒。合捣为丸，服二丸，当吐利。吐利不尽，更服二丸。服

---

① 下：原作"不"，据文义改。
② 下：原作"不"，据文义改。

四①丸，下之，亦佳。

中候黑丸，治诸癖结痰癖，第一良。桔梗四分；桂四分；巴豆八分，去心、皮；杏仁五分，去皮；芫花十二分，并熬，令紫色。先捣三味药，成末，又捣巴豆、杏仁如膏。合和②，又捣二千杵，丸如胡豆大，服一丸取利，至二三丸。儿生十日欲癖，皆与一二丸如粟粒大。诸腹内不便，体中觉患，便服得一两，行利，则好也。

硫黄丸，至热，治人之大冷，夏月温饮食，不解衣者。硫黄、矾石、干姜、茱萸、桂、乌头、附子、椒、人参、细辛、皂荚、当归，十二种分等。随人多少，捣，蜜丸如梧子大，一服十丸至二十丸，日三服。若冷痢者，加赤石脂、龙骨，即便愈也。

露宿丸，治大寒冷积聚。方：矾石、干姜、桂、桔梗、附子炮、皂荚各三两。捣，筛，蜜丸如梧子大，酒下十丸，加至一十五丸。

附方：

《外台秘要》疗癖。方：大黄十两，杵，筛，醋三升，和匀，白蜜两匙，煎。堪丸如梧桐子大，一服三十丸。生姜汤吞下，以利为度，小者减之。

《圣惠方》治伏梁，气在心下，结聚不散。用桃奴二两，为末。空心，温酒调二钱匕。

《简要济众》治久积冷，不下食，呕吐不止，冷在胃中。半夏五两，洗过为末。每服二钱，白面一两，以水和溲，切作

---

① 四：此后原衍"神"字，据文义删。

② 此后，《外台秘要方》卷十二"癖结方三首"条有"又捣一千杵，下蜜"，存参。

棋子，水煮面熟为度。用生姜、醋调和，服之。

治胸膈上痰癃诸方第二十八

治卒头痛如破，非中冷，又非中风[①]。方：釜月下墨四分，附子三分，桂一分。捣，筛，以冷水服方寸匕，当吐。一方，无桂[②]。

又方：苦参、桂、半夏，等分。捣，下筛，苦酒和，以涂痛，则瘥。

又方：乌梅三十枚，盐三指撮。酒三升，煮取一升，去滓，顿服。当吐，愈。

此本在杂治中，其病是胸中膈上痰，厥气上冲所致，名为厥头痛。吐之，即瘥。但单煮米[③]，作浓饮二三升许，适冷暖，饮尽二三升，须臾适吐。适吐毕，又饮。如此数过，剧者，须臾吐胆乃止，不损人而即瘥。

治胸中多痰，头痛不欲食，及饮酒，则瘀阻痰。方：常山二两，甘草一两，松萝一两，瓜蒂三七枚。酒水各一升半，煮取升半。初服七合，取吐。吐不尽，余更分二服。后可服半夏汤。

胡洽名粉隔汤。矾石一两，水二升，煮取一升，纳蜜半合，顿服。须臾，未吐，饮少热汤。

---

① 此后，《外台秘要方》卷八"痰厥头痛方八首"条有"是胸膈中痰厥气上冲所致，名厥头痛，吐即瘥。疗"，存参。

② 此后，《外台秘要方》卷八"痰厥头痛方八首"条有"忌猪肉、冷水"，存参。

③ 米：《外台秘要方》卷八"痰厥头痛方八首"条作"茗"，存参。

又方：杜蘅三两，松萝三两，瓜蒂三十枚，酒一升二合，渍，再宿，去滓，温服五合。一服不吐，晚更一服。

又方：瓜蒂一两，赤小豆四两。捣末，温汤三合，和服，便安卧。欲摘之不吐，更服之①。

又方：先作一升汤，投水一升，名为生熟汤。及食三合盐，以此汤送之。须臾欲吐，便摘出。未尽，更服二合。饮汤二升后，亦可更服，汤不复也。

又方：常山四两，甘草半两。水七升，煮取三升，纳半升蜜，服一升。不吐，更服。无蜜亦可。

方中能月服一种，则无痰水之患。又有旋覆五饮，在诸大方中。

若胸中痞塞②，短气膈者（膈，敷逼切）。甘草二两，茯苓三两，杏仁五十枚。碎之，水一斗三升，煮取六升，分为五服。

又方：桂四两；术、甘草二两；附子，炮。水六升，煮取三升，分为三服。

膈中有结积，觉骇，骇不去者。藜芦一两，炙，末之；巴豆半两，去皮、心，熬之。先捣巴豆如泥，入藜芦末，又捣万杵，蜜丸如麻子大，服一丸至二三丸。

膈中之病，名曰膏肓，汤丸径过，针灸不及，所以作丸含之，令气势得相熏染，有五膈丸。方：麦门冬十分，去心；甘草十分，炙；椒、远志、附子炮、干姜、人参、桂、细辛各六

---

① 和服……更服之：《外台秘要方》卷八"痰结实及宿食方三首"条作"以散一钱匕，投汤中，和服之，须臾当吐。不吐，更服半钱，汤三合，令吐。如吐不止，饮冷水"，存参。
② 塞：原作"寒"，《外台秘要方》卷十二"胸痹短气方三首"条作"胸中气塞短气"，处方组成与此同，据改。

分。捣，筛，以上好蜜，丸如弹丸。以一丸含①，稍稍咽其汁，日三丸，服之。主短气，心胸满，心下坚，冷气也。

此疾有十许方，率皆相类，此丸最胜，用药虽多，不合五膈之名，谓忧膈、气膈、恚膈、热膈②、寒膈。其病各有诊别，在大方中。又有七气方，大约与此大同小别耳。

附方：

《圣惠方》治痰厥头痛。以乌梅十个，取肉；盐二钱。酒一中盏，合煎至七分，去滓，非时温服，吐即佳。

又方：治冷痰饮恶心。用荜茇一两，捣为末，于食前，用清粥饮调半钱，服。

又方：治痰壅呕逆，心胸满闷不下食。用厚朴一两，涂生姜汁，炙令黄，为末，非时粥饮，调下二钱匕。

《千金翼》论曰：治痰饮吐水，无时节者，其源以冷饮过度，遂令脾胃气羸，不能消于饮食。饮食入胃，则皆变成冷水，反吐不停者，赤石脂散主之。赤石脂一斤，捣，筛，服方寸匕，酒饮自任。稍稍加至三匕，服尽一斤，则终身不吐淡水。又不下痢，补五脏，令人肥健。有人痰饮，服诸药不效，用此方遂愈。

《御药院方》真宗赐高祖相国，去痰清目，进饮食，生犀丸。川芎十两，紧小者，粟米泔浸，三日换，切片子，日干，为末，作两料。每料入麝、脑各一分，生犀半两，重汤煮，蜜杵为丸，小弹子大，茶酒嚼下一丸。痰，加朱砂半两；膈壅，加牛黄一分，水飞铁粉一分；头目昏眩，加细辛一分；口眼㖞

---

① 以一丸含：《外台秘要方》卷八"五膈方八首"作"以一枚着牙齿间含"，存参。

② 热膈：原脱，《外台秘要方》卷八"五膈方八首"条补。

斜，炮天南星一分。

又方：治膈壅风痰。半夏不计多少，酸浆浸一宿，温汤洗五七遍，去恶气，日中晒干，捣为末，浆水溲饼子，日中干之，再为末。每五两，入生脑子一钱，研匀，以浆水浓脚，丸鸡头大，纱袋贮，通风处阴干。每一丸，好茶或薄荷汤下。

王氏《博济》治三焦气不顺，胸膈壅塞，头昏目眩，涕唾痰涎，精神不爽。

利膈丸。牵牛子四两，半生半熟；不蚛皂荚涂酥，二两。为末，生姜自然汁煮，糊丸如桐子大，每服二十丸，荆芥汤下。

《经验后方》治头风化痰。川芎不计分两，用净水洗浸，薄切片子，日干或焙，杵为末，炼蜜为丸，如小弹子大，不拘时，茶酒嚼下。

又方：治风痰。郁金一分，藜芦十分，各为末，和令匀。每服一字，用温浆水一盏，先以少浆水调下；余者，水漱口；都服，便以食压之。

《外台秘要》治一切风痰，风霍乱，食不消，大便涩。诃黎勒三枚，捣，取末，和酒顿服，三五度，良。

《胜金方》治风痰。白僵蚕七个，直者，细研，以姜汁一茶脚，温水调灌之。

又方：治风痰。以萝卜子为末，温水调一匙头，良久吐出涎沫。如是瘫缓风，以此吐后，用紧疏药服，疏后服和气散，瘥。

《斗门方》治胸膈壅滞，去痰开胃。用半夏净洗，焙干，捣，罗为末，以生姜自然汁和为饼子，用湿纸裹，于慢火中煨，令香。熟水两盏，用饼子一块，如弹丸大，入盐半钱，煎取一盏，温服。能去胸膈壅逆，大压痰毒，及治酒食所伤，其功极验。

治卒患胸痹痛方第二十九

胸痹之病，令人心中坚痞急^①痛，肌中苦痹，绞急如刺，不得俯仰，其胸前及背^②皆痛，不得手犯^③，胸满短气，咳嗽引痛，烦闷自汗出，或彻引背脊。不即治之，数日害人。治之方：用雄黄、巴豆。先捣雄黄，细筛，纳巴豆，务熟捣，相入丸如小豆大，服一丸。不效，稍益之。

又方：取枳实，捣，宜服方寸匕，日三，夜一服。

又方：捣瓜蒌实，大者一枚；切薤白半升。以白酒七升，煮取二升，分再服。亦可加半夏四两，汤洗去滑，则用之。

又方：橘皮半斤，枳实四枚，生姜半斤。水四升，煮取二升，分再服。

又方：枳实、桂，等分。捣末，橘皮汤下方寸匕，日三服。仲^④景方，神效。

又方：桂、乌喙、干姜各一分，人参、细辛、茱萸各二分，贝母二分。合捣，蜜和，丸如小豆大，一服三丸，日三服之。

若已瘥，复发者。下薤^⑤根五斤，捣，绞取汁，饮之愈。

---

① 急：原作"忽"，据《外台秘要方》卷二十"胸痹咳唾短气方四首"条改。

② 及背：原作"皮"，据《外台秘要方》卷二十"胸痹咳唾短气方四首"条改。

③ 不得手犯：《外台秘要方》卷二十"胸痹咳唾短气方四首"条作"手不得犯"，存参。

④ 仲：自此字至段末，原书作另起一段，据文义移至上段末。

⑤ 薤：原作"韭"，据《外台秘要方》卷二十"胸痹咳唾短气方四首"条改。

附方：

杜壬治胸膈痛彻背，心腹痞满，气不得通及治痰嗽。

大瓜蒌去瓤，取子，熟炒，别研，和子、皮，面糊为丸，如梧桐子大，米饮下十五丸。

治卒胃反呕哕方第三十

葛氏，治卒干呕不息。方：破鸡子，去白，吞中黄数枚，即愈也。

又方：捣生^①葛根，绞取汁，服一升许。

又方：一云蔗汁，温令热，服一升，日三。一方，生姜煮^②汁，服一升。

又方：灸两腕后两筋中一夫^③，名间使，各七壮。灸心主、尺泽，亦佳。

又方：甘草、人参各二两，生姜四两。水六升，煮取二升，分为三服。

治卒呕哕，又厥逆。方：用生姜半斤，去皮，切之；橘皮四两，擘之。以水七升，煮三升，去滓，适寒温，服一升，日三服。

又方：虆薁藤，断之，当汁出，器承取饮一升。生葛藤，尤佳。

治卒哕不止。方：饮新汲井水数升，甚良。

---

① 生：原脱，据《外台秘要方》卷六"干呕方六首"条补。

② 煮：原脱，据文义补。

③ 夫：原作"穴"，据《医心方》卷九"治干呕方第十七"条改。

又方：痛爪^①眉中央，闭^②气也。

又方：以物刺鼻中各一分来^③许。皂荚屑^④纳鼻中，令嚏，瘥。

又方：但闭气，抑^⑤引之。

又方：好豉二升，煮取汁，服之也。

又方：香苏，浓煮汁，顿服一二升，良。

又方：粢米三升，为粉，井花水服之，良。

又方：用枇杷叶一斤，拭去毛，炙。水一斗，煮取三升。服芦根，亦佳。

治食后喜呕吐者。烧鹿角灰二两；人参一两，捣末。方寸匕，日三服。姚同。

治人忽恶心不已。方：薤白半斤，茱萸一两，豉半升，米一合，枣四枚，枳实二枚，盐如弹丸。水三升，煮取一升半，分为三服。

又方：但多嚼豆蔻子。及咬槟榔，亦佳。

治人胃反不受食，食毕辄吐出。方：大黄四两，甘草二两。水二升，煮取一升半，分为再服之。

治人食毕噫醋，及醋心。方：人参一两，茱萸半斤，生姜六两，大枣十二枚。水六升，煮取二升，分为再服也^⑥。

---

① 爪：《外台秘要方》卷六"哕方七首"条作"抓"，义同，存参。

② 央，闭：原作"夹，间"，据《外台秘要方》卷六"哕方七首"条改。

③ 各一分来：《外台秘要方》卷六"哕方七首"条作"若以少"，存参。

④ 屑：原脱，据《外台秘要方》卷六"哕方七首"条补。

⑤ 抑：原作"仰"，据《外台秘要方》卷六"哕方七首"条改。

⑥ 分为再服也：《外台秘要方》卷六"噫醋方七首"条作"绞去滓，分为三服，每服相去十里久"，存参。

哕不止。半夏洗干，末之，服一匕，则立止。

又方：干姜六分；附子四分，炮。捣，苦酒丸如梧子，服三丸，日三效。

附方：

张仲景方，治反胃呕吐，大半夏汤。半夏三升，人参三两，白蜜一升。以水一斗二升，煎，扬之一百二十遍，煮下三升半，温服一升，日再。亦治膈间痰饮。

又方：主呕哕，谷不得下，眩悸，半夏加茯苓汤。半夏一升；生姜半斤；茯苓三两，切。以水七升，煎取一升半，分温服之。

《千金方》治反胃，食即吐。捣粟米作粉，和水，丸如梧子大，七枚，烂煮，纳醋中，细吞之，得下便已。面亦得用之。

又方：治干哕。若手足厥冷，宜食生姜，此是呕家圣药。

治心下痞坚，不能食，胸中呕哕。生姜八两，细切，以水三升，煮取一升。半夏五合，洗去滑，以水五升，煮取一升。二味合煮，取一升半，稍稍服之。

又方：主干呕。取羊乳一杯，空心饮之。

《斗门方》治翻胃。用附子一个，最大者，坐于砖上，四面着火，渐逼碎，入生姜自然汁中。又依前，火逼干，复淬之，约生姜汁尽，尽半碗许。捣罗为末，用粟米饮下一钱，不过三服，瘥。

《经验方》治呕逆反胃散。大附子一个，生姜一斤。细锉，煮，研如面糊，米饮下之。

又方：治丈夫妇人吐逆，连日不止，粥食汤药，不能下者，可以应用此候效摩丸。五灵脂，不夹土石，拣精好者，不计多少，捣，罗为末；研狗胆汁。和为丸，如鸡头大，每服一丸，煎热生姜酒，摩令极细，更以少生姜酒化以汤，汤药令极热。须是先做下粥，温热得所。左手与患人药吃，不得漱口，右手急将粥与患人吃，不令太多。

又方：碧霞丹，治吐逆，立效。北来黄丹四两，筛过，用好米醋半升，同药入铫内，煎令干，却用炭火三秤就铫，内煅透红，冷取，研细为末，用粟米饭丸，如桐子大，煎醋汤下七丸，不嚼，只一服。

孙真人，食忌治呕吐。以白槟榔一颗，煨；橘皮一分，炙。为末，水一盏，煎半盏服。

《广济方》治呕逆不能食。诃黎勒皮二两，去核，熬，为末，蜜和，丸如梧桐子大，空心服二十丸，日二服。

《食医心镜》主脾胃气弱，食不消化，呕逆反胃，汤饮不下。粟米半升，杵细，水和，丸如梧子大，煮令熟，点少盐，空心和汁吞下。

《金匮玉函方》治五噎，心膈气滞，烦闷吐逆，不下食。芦根五两，锉，以水三大盏，煮取二盏，去滓，不计时，温服。

《外台秘要》治反胃。昔幼年，经患此疾，每服食饼及羹粥等，须臾吐出。贞观，许奉御兄弟及柴、蒋等家，时称名医，奉敕令治，罄竭各人所长，竟不能疗。渐羸惫，候绝朝夕。忽有一卫士云：服驴小便，极验。旦服二合，后食，唯吐一半。晡时又服二合，人定时食粥，吐即便定。迄至今日午时，奏之，大内中五六人患反胃，同服，一时俱瘥。此药稍有毒，服时不可过多，承取尿，及热服二合，病深七日以来，服之良。后来疗人，并瘥。

又方：治呕。麻仁三两，杵，熬，以水研，取汁，着少盐，吃，立效。李谏议用，极妙。

又方：治久患咳噫，连咳四五十声者。取生姜汁半合，蜜一匙头，煎令熟，温服，如此三服，立效。

又方：治咳噫。生姜四两，烂捣，入兰香叶二两，椒末一钱匕。盐和面四两，裹作烧饼，熟煨，空心吃，不过三两度，效。

孙尚药方，治诸吃噫。橘皮二两，汤浸去瓤，锉。以水一升，煎之五合，通热顿服。更加枳壳一两，去瓤，炒，同煎之，服，效。

《梅师方》主反胃[1]，朝食暮吐，暮食朝吐[2]，旋旋吐者。以甘蔗汁七升，生姜汁一升，二味相和，分为三服。

又方：治醋心。槟榔四两，橘皮二两。细捣为散，空心，生蜜汤下方寸匕。

《兵部手集》治醋心，每醋气上攻如酽醋。吴茱萸一合，水三盏，煎七分，顿服，纵浓，亦须强服。近有人，心如蜇破，服此方后二十年不发。

治卒发黄疸诸黄病方[3] 第三十一

治黄疸。方：芜菁子五升，捣，筛，服方寸匕，日三，先后十日，愈之。

又方：烧乱发，服一钱匕，日三服。秘方，此治黄疸。

又方：捣生麦苗，水和，绞取汁，服三升，以小麦胜大麦，一服六七合，日三四。此酒疸也。

---

① 反胃：原倒，据《四库全书》本乙转。

② 暮食朝吐：原脱，据《四库全书》本补。

③ 方：原脱，据原书目录补。

又方：取藜芦，着灰中，炮之，令小变色，捣，下筛，末。服半钱匕，当小吐，不过数服。此秘方也。

又方：取小豆、秫米、鸡屎白各二分。捣，筛为末，分为三服，黄汁当出[1]。此通治面目黄，即瘥。

疸病有五种，谓黄疸，谷疸，酒疸，女疸，劳疸也[2]。黄汗[3]者，身体四肢微肿，胸满，不得汗，汗出如黄柏汁[4]，由大汗出，卒入水所致。方：猪脂一斤，温令热，尽服之，日三。燥屎[5]当下，下则稍愈。

又方：栀子十五枚，瓜蒌子三枚，苦参三分。捣末。以苦酒渍鸡子二枚，令软，合黄白以和药，捣丸如梧子大，每服十丸，日五六。除热不吐，即下自消也。

又方：黄雌鸡一只，治之，锉生地黄三斤，纳腹中，急缚，仰置铜器中，蒸令极熟，绞取汁，再服之。

又方：生茅根一把，细切，以猪肉一斤，合作羹，尽啜食之。

又方：柞树皮，烧末，服方寸匕，日三服。

---

① 黄汁当出：《本草纲目》禽部第四十八卷"鸡"条作"水下，当有黄汁出也"，存参。

② 疸病有五种……劳疸也：《重修政和经史证类备用本草》卷第十八兽部下品总二十一种"豚卵"条作"疸病有五，有黄疸、谷疸、酒疸、黑疸、女劳疸"，《医心方》卷十"治黄疸方第二十五"条作"葛氏方云：黄病有五种，谓黄汗、黄疸、谷疸、酒疸、女劳疸也"，存参。

③ 汗：原作"汁"，据《重修政和经史证类备用本草》卷第十八兽部下品总二十一种"豚卵"条改。

④ 汁：原作"汗"，据《重修政和经史证类备用本草》卷第十八兽部下品总二十一种"豚卵"条及《四库全书》本改。

⑤ 燥屎：原脱，据《外台秘要方》卷四"黄疸遍身方一十一首"条补。

又方：甘草一尺，栀子十五枚，黄柏十五分。水四升，煮取一升半，分为再服。此药亦治温病发黄。

又方：茵陈六两，水一斗二升，煮取六升，去滓。纳大黄二两，栀子十四枚，煮取三升，分为三服。

又方：麻黄一把，酒五升，煮取二升半，可尽服，汗出，瘥。

若变成黑①疸者多死，急治之。方：土瓜根，捣取汁，顿服一升，至三服，须病汗，当小便去。不尔，更服之②。

谷疸者，食毕头旋，心怫郁不安而发黄，由失饥大食，胃气冲熏所致。治之方：茵陈四两，水一斗，煮取六升，去滓。纳大黄二两，栀子七枚，煮取二升，分三服，溺去黄汁，瘥。

又方：苦参三两，龙胆一合。末，牛胆丸如梧子，以生麦汁服五丸，日三服③。

酒疸者，心懊痛，足胫满，小便黄，饮酒发赤斑黄黑，由大醉当风，入水所致。治之方：黄芪二两，木兰皮④一两。末之，酒服方寸匕，日三服。

又方：大黄一两，枳实五枚，栀子七枚，豉六合。水六升，煮取二升，分为三服。

---

① 黑：原脱，据《外台秘要方》卷四"黑疸方三首"条补。

② 土瓜根，捣取汁，顿服一升，至三服，须病汗，当小便去。不尔，更服之：《外台秘要方》卷四"黑疸方三首"条作"取土瓜根汁，服一小升，平旦服至食时，病从小便去，则愈。不忌，先须量病人气力，不得多服。力衰，则起不得"，存参。

③ 苦参三两……日三服：《外台秘要方》卷四"谷疸方三首"条作"苦参三两，龙胆草一两。上二味，下筛，牛胆汁和丸。先食以麦粥饮，服如梧子大五丸，日三。不知，稍增"，存参。

④ 皮：原脱，据《外台秘要方》卷四"酒疸方七首"条补。

又方：芫花、椒目，等分，烧末，服半钱，日一两遍①。

女劳疸者，身目皆黄，发热恶寒，小②腹满急，小便难，由大劳大热交接，交接后入水所致。治之方：硝石、矾石，等分。末，以大麦粥饮，服方寸匕，日三，令小汗出，小便当去黄汁也③。

又方：乱发如鸡子大，猪膏半斤。煎令消尽，分二服④。

附方：

《外台秘要》治黄疸。柳枝，以水一斗，煮取浓汁半升⑤，服令尽。

又方：治阴黄，汗染衣，涕唾黄。取蔓荆子，捣末，平旦以井花水服一匙，日再，加至两匙，以知为度。每夜小便，重浸少许帛子，各书记日，色渐退白，则瘥，不过，服五升。

《图经》曰：黄疸病，及狐惑病，并猪苓散主之。猪苓、茯苓、术，等分，杵末，每服方寸匕，水调下。

《食疗》云：主心急黄。以百合蒸过，蜜和食之，作粉尤佳。红花者，名山丹，不堪食。

---

① 烧末，服半钱，日一两遍：《外台秘要方》卷四"酒疸方七首"条作"右二味，捣，下筛为散。平旦服一钱匕，老少半服之。药攻两胁，则下便愈。间一日，复服，使小减如前。又与之，使尽根源"，存参。

② 小：《外台秘要方》卷四"女劳疸方四首"条作"少"，存参。

③ 硝石、矾石……小便当去黄汁也：《外台秘要方》卷四"女劳疸方四首"条作"消石，熬黄，矾石烧令汁尽。上二味等分，捣，绢筛，以大麦粥汁和，服方寸匕，日三，重衣覆取汗，病随大小便去，小便正黄，大便正黑也。大麦，则须是无皮麦者"，存参。

④ 煎令消尽，分二服：《外台秘要方》卷四"诸黄方一十三首"条作"上二味，内发膏中煎之，发消尽研，绞去膏细滓，分二服，病从小便去也"，存参。

⑤ 升：原作"斤"，据《四库全书》本改。

治黄疸。用秦艽一大两，细锉，作两帖子。以上好酒一升，每帖半升酒，绞取汁，去滓。空腹分两服，或利便止，就中好[1]酒人易治。凡黄有数种，伤酒曰酒黄，夜食误食鼠粪亦作黄，因劳发黄，多痰涕，目有赤脉，日益憔悴，或面赤恶心者是。崔元亮用之，及治人皆得，方极效。秦艽须用新好[2]罗纹者。

《伤寒类[3]要》疗男子妇人黄疸病，医不愈，耳目悉黄，食饮不消。胃中胀热，生黄衣，在胃中有干屎，使病尔。用煎猪脂一小升，温热顿服之，日三，燥屎[4]下去，乃愈。

又方：治黄，百药不瘥。煮驴头，熟，以姜齑啖之，并随多少饮汁。

又方：治黄疸，身眼皆如金色。不可使妇人、鸡、犬见，取东引桃根，切细如箸，若钗股以下者一握，以水一大升，煎取一小升，适温空腹顿服。后三五日，其黄离离如薄云散，唯眼最后瘥，百日方平复。身黄散后，可时时饮一盏清酒，则眼中易散，不饮则散迟。忌食热面、猪鱼等肉。此是徐之才家秘方。

正元《广利方》疗黄心烦热，口干皮肉皆黄。以秦艽十二分，牛乳一大升，同煮，取七合，去滓，分温再服，瘥。此方出于许仁则。

---

① 好：喜好之义。《本草纲目》草部第十三卷"秦艽"条作"饮"，存参。

② 好：原脱，据《四库全书》本补。

③ 类：原作"频"，据《四库全书》本改。

④ 屎：原作"尿"，据《四库全书》本改。

治卒患腰胁痛诸方第三十二

葛氏治卒腰痛诸方，不得俯仰方。正立倚小竹，度其人足下至脐，断竹，及以度后，当脊中，灸竹上头处，随年壮，毕，藏竹，勿令人得矣。

又方：鹿角长六寸，烧，捣末，酒服之①。鹿茸尤佳。

又方：取鳖甲一枚，炙，捣，筛，服方寸匕，食后，日三服。

又方：桂八分，牡丹四分，附子二分。捣末，酒服一刀圭，日再服。

治肾气虚衰，腰脊疼痛，或当风卧湿，为冷所中，不速治，流入腿膝，为偏枯冷痹缓弱，宜速治之。方：独活四分；附子一枚大者，炮；杜仲、茯苓、桂心各八分；牛膝、秦艽、防风、芎䓖、芍药各②六分；细辛五分；干地黄十分。切，水九升，煮取三升，空腹分三服，如行八九里进一服，忌如前，顿服三剂。

治诸腰痛，或肾虚冷，腰疼痛，阴痿③。方：干漆熬烟绝、巴戟天去心、杜仲、牛膝各十二分，桂心、狗脊、独活各八分，五加皮、山茱萸、干薯蓣各十分，防风六分，附子四分。炼蜜丸，如梧子大，空腹酒下二十丸。日再加减，以知为度也，

──────────

① 鹿角长六寸……酒服之：《重修政和经史证类备用本草》卷第十七兽部中品总一十七种"鹿茸"条作"主肾脏虚冷，腰脊痛如锥刺，不能动摇。鹿角屑二大两，熬令微黄，捣末，空腹暖酒一杯，投鹿角末方寸匕服之，日三两服"，存参。

② 各：原脱，据文义补。

③ 痿：原作"萎"，据文义改。

大效。

胁痛如打。方：大豆半升，熬令焦，好酒一升，煮之令沸，热①饮取醉。

又方：芫花、菊花，等分，踯躅花半斤②。布囊贮，蒸令热，以熨痛处，冷复易之。

又方：去穷骨上一寸，灸七壮。其左右一寸，又灸七壮。

又积年久瘀，有时发动。方：干地黄十分，甘草五分，干漆五分，白术③五分，桂一尺。捣，筛，酒服一匕，日三服④。

又方：六七月取地肤子，阴干，末，服方寸匕，日五六服。

治反腰有血痛。方：捣杜仲三升许，以苦酒和，涂痛上，干复涂。并灸足踵⑤白肉际三壮。

治臂腰痛。生葛根，嚼之，咽其汁，多多益佳。

又方：生地黄捣，绞取汁三升，煎取二升，纳蜜一升，和一升，日三服。不瘥，则更服之。

又方：灸腰眼中七壮。

臂腰者，犹如反腰，忽转而惋⑥之。

治腰中常冷，如带钱。方：甘草、干姜各二两，茯苓、术

---

① 热：原作"熟"，据《四库全书》本改。

② 芫花、菊花，等分，踯躅花半斤：《外台秘要方》卷十七"风湿腰痛方四首"条作"菊花二升，芫花二升，羊踯躅二升。上三味，以醋拌令湿润，分为两剂，内二布囊中蒸之，如炊一斗米许顷，适寒温，隔衣熨之，冷即易熨，痛处定即瘥"，存参。

③ 白术：原作"水"，据《外台秘要方》卷十七"久腰痛方二首"条改。

④ 服：此字后《外台秘要方》卷十七"久腰痛方二首"条有"忌桃、李、雀肉、生葱、海藻、菘菜、芜荑等"，存参。

⑤ 踵：原作"肿"，据《医心方》卷六"治臂肾方第八"条改。

⑥ 惋：《医心方》卷六"治概腰方第八"条作"挽"，存参。

各四两。水五升，煮取三升，分为三服。《小品》云温^①。

治胁卒痛如打。方：以绳横度两乳中间，屈绳从乳横度，以趋痛胁下，灸绳下屈处三十壮，便愈。此本在杂治中。

隐居《效方》腰背痛。方：杜仲一斤，切，酒二斗，渍十日，服三合。

附方：

《千金方》治腰脚疼痛。胡麻一升，新者，熬令香，杵，筛，日服一小升，计服一斗，即永瘥。酒饮、蜜汤、羹汁，皆可服之，佳。

《续千金方》治腰膝疼痛伤败。鹿茸，不限多少，涂酥，炙紫色，为末，温酒调下一钱匕。

《经验方》治腰脚痛。威灵仙一斤，洗干，好酒浸七日，为末，面糊丸桐子大，以浸药酒，下二十丸。

《经验后方》治腰疼，神妙。用破故纸，为末，温酒下三钱匕。

又方：治肾虚腰脚无力。生栗，袋贮，悬干，每日平明吃十余颗，次吃猪肾粥。

又方：治丈夫腰膝积冷痛，或顽麻无力。菟丝子，洗，秤一两；牛膝一两。同浸于银器内，用酒过一寸，五日，曝干，为末。将原浸酒，再入少醇酒，作糊溲和，丸如梧桐子大，空心酒下二十丸。

《外台秘要》疗腰痛。取黄狗皮，炙，裹腰痛处，取暖彻为度，频即瘥也。徐伯玉方同。

《斗门方》治腰痛。用大黄半两，更入生姜半两，同切如

---

① 《小品》云温：疑此句注"分为三服"，在《小品方》中作"分温三服"。

小豆大，于铛内炒令黄色，投水两碗，至五更初，顿服。天明，取下腰间恶血物，用盆器贮，如鸡肝样，即痛止。

又方：治腰重痛。用槟榔为末，酒下一钱。

《梅师方》治卒腰痛，暂转不得。鹿角一枚，长五寸，酒二升。烧鹿角，令赤，纳酒中，浸一宿，饮之。

崔元亮《海上方》治腰脚冷风气。以大黄二大两，切如棋子，和少酥炒，令酥尽入药中。切不得令黄，焦则无力！捣，筛，为末，每日空腹，以水大三合，入生姜两片如钱，煎十余沸，去姜，取大黄末两钱，别置碗子中，以姜汤调之，空腹顿服，如有余姜汤，徐徐呷之。令尽，当下冷脓多恶物等，病即瘥止。古人用毒药攻病，必随人之虚实而处置，非一切而用也。姚僧垣初仕，梁武帝因发热，欲服大黄。僧垣曰：大黄乃是快药，至尊年高，不可轻用。帝弗从，几至委顿。元帝常有心腹疾，诸医咸谓宜用平药，可渐宣通。僧垣曰：脉洪而实，此有宿食，非用大黄无瘥理。帝从而遂愈。以此言之，今医用一毒药而攻众病，其偶中病，便谓此方之神奇，其差误乃不言。用药之失，如此者众矣，可不戒哉？

《修真方》神仙方：菟丝子一斗，酒一斗，浸良久，漉出，曝干，又浸，以酒尽为度。每服二钱，温酒下，日二服，后吃三五匙水饭压之。至三七日，加至三钱匕。服之令人光泽，三年，老变为少，此药治腰膝去风，久服延年。

治虚损羸瘦不堪劳动方第三十三

治人素有劳根，苦作便发，则身百节皮肤，无处不疼痛，或热筋急。方：取白柘，东南行根一尺，刮去上皮，取中间皮以烧屑，亦可细切捣之。以酒服三方寸匕，厚覆取汗，日三服。无酒，以浆服之。白柘，是柘之无刺者也。

治卒连时不得眠。方：暮以新布火炙，以熨目。并蒸大豆，更番囊贮枕，枕冷复更易热，终夜常枕热豆，即立愈也。

此二条本在杂治中，并皆虚劳。患此疾，虽非乃飚急，不即治，亦渐瘵人，后方劳救，为力数倍，今故略载诸法。

凡男女因积劳虚损，或大病后不复，常若四体沉滞，骨肉疼酸，吸吸少气，行动喘惙，或小腹拘急，腰背强痛，心中虚悸，咽干唇燥，面体少色，或饮食无味，阴阳废①弱，悲忧惨戚，多卧少起。久者积年，轻者才百日，渐至瘦削，五脏气竭，则难可复振。治之汤方：甘草二两；桂三两；芍药四两；生姜五两，无者，亦可用干姜；大枣二七枚。以水九升，煮取三升，去滓，纳饴八两，分三服。间日复作一剂，后可将诸丸散耳。加黄芪②二两，人参二两，为佳。若患痰满，及溏泄，可除饴耳。姚同。

又方：乌雌鸡一头，治如食法。以生地黄一斤，切，饴糖二升，纳腹内，急缚，铜器贮甑中，蒸五升米久，须臾，取出食肉，饮汁，勿啖盐，三月三度作之。姚云：神良，并止盗汗。

又方：甘草一两，白术四两，麦门冬四两，牡蛎二两，大枣二十枚，胶三两。水八升，煮取二升，再服。

又方：黄芪、枸杞根白皮、生姜各③三两，甘草、麦门冬、

---

① 废：原作"瘵"，据《备急千金要方》（1955 年 5 月，人民卫生出版社据日本江户医学影摹北宋刊本加句影印）卷第十九"补肾第八"篇之"小建中汤"条改。

② 加黄芪：原作"黄芪加"，据文义改。

③ 各：原脱，据文义补。

桂各二两，生米三合。水九升，煮取三升，分四服。

又方：羊肾一枚，切；术一升。以水一斗，煮取九升，服一升，日二三服，一日尽。冬月分二日服，日可再服。

又有建中、肾沥汤法诸丸。方：

干地黄四两，茯苓、薯蓣、桂、牡丹、山茱萸各二两，附子、泽泻一两。捣蜜丸，如梧子，服七丸，日三，加至十丸。此是张仲景八味肾气丸方，疗虚劳不足，大伤饮水，腰痛，小腹急，小便不利。又云：长服，即去附子，加五味子，治大风冷。

又方：苦参、黄连、菖蒲、车前子、忍冬、枸杞子各一升，捣蜜丸，如梧子大，服十丸，日三服。

有肾气大丸法诸散。方：术一斤，桂半斤，干地黄、泽泻、茯苓各四两。捣，筛，饮服方寸匕，日三两服，佳。

又方：生地黄二斤，面一斤。捣，炒干，筛，酒服方寸匕，日三服。

附方：

枸杞子酒主补虚，长肌肉，益颜色，肥健人，能去劳热。用生枸杞子五升，好酒二斗。研，搦匀碎，浸七日，漉去滓，饮之。初以三合为始，后即任意饮之。《外台秘要》同。

《食疗》补虚劳，治肺劳，止渴，去热风。用天门冬，去皮、心，入蜜煮之，食后服之。若曝干入蜜丸，尤佳。亦用洗面，甚佳。

又方：雀卵白，和天雄末、菟丝子末，为丸，空心酒下五丸。主男子阴痿不起，女子带下，便溺不利，除疝瘕，决痈肿，续五脏气。

《经验方》暖精气，益元阳。白龙骨、远志，等分，为末，炼蜜丸，如梧桐子大，空心卧时，冷水下三十丸。

又方：除盗汗及阴汗。牡蛎为末，有汗处，粉之。

《经验后方》治五劳七伤，阳气衰弱，腰脚无力，羊肾苁蓉羹法。羊肾一对，去脂膜，细切；肉苁蓉一两，酒浸一宿，刮去皱皮，细切。相和作羹，葱白、盐、五味等，如常法事治，空腹食之。

又方：治男子女人，五劳七伤，下元久冷，乌髭鬓，一切风病，四肢疼痛，驻颜壮气。补骨脂一斤，酒浸一宿，放干，却用乌油麻一升，和炒，令麻子声绝，即播去，只取补骨脂，为末，醋煮面糊，丸如梧桐子大，早晨，温酒、盐汤下二十丸。

又方：固阳丹。菟丝子二两，酒浸十日，水淘，焙干，为末。更入杜仲一两蜜炙，捣。用薯蓣末，酒煮为糊，丸如梧桐子大，空心用酒下五十丸。

《食医心镜》益丈夫，兴阳，理腿膝冷。淫羊藿一斤，酒一斗，浸经三日，饮之佳。

御药院，治脚膝风湿，虚汗少力，多疼痛及阴汗。烧矾作灰，细研末，一匙头，沸汤投之，淋洗痛处。

《外台秘要》补虚劳，益髓长肌，悦颜色，令人肥健。鹿角胶，炙，捣，为末，以酒服方寸匕，日三服。

又治骨蒸。桃仁一百二十枚，去皮、双仁，留尖，杵和为丸。平旦井花水顿服，令尽。服讫，量性饮酒，令醉，仍须吃水，能多最精。隔日又服一剂。百日不得食肉。

又骨蒸，亦曰内蒸，所以言内者，必外寒内热附骨也，其根在五脏六腑之中，或皮燥而无光，蒸作之时，四肢渐细，足跗肿者。石膏十分，研如乳法，和水，服方寸匕，日再，以体凉为度。

崔元亮《海上方》疗骨蒸鬼气。取童子小便五大斗，澄过；

青蒿五斗，八月九月采，带子者最好，细锉。二物相和，纳好大釜中，以猛火煎取三大斗，去滓。净洗釜，令干，再泻汁安釜中，以微火煎可二大斗。即取猪胆十枚，相和，煎一大斗半，除火待冷，以新瓷器贮。每欲服时，取甘草二三两，熟炙捣末，以煎和，捣一千杵为丸，空腹，粥饮下二十丸，渐增至三十丸，止。

治脾胃虚弱不能饮食方第三十四

治卒得食病，似伤寒，其人但欲卧，七八日不治煞人。方：按其脊两边有陷处，正灸陷处两头，各七壮，即愈。

治食鱼鲙及生肉，住胸膈中不消化，吐之又不出，不可留①，多使成瘕。方：朴硝如半鸡子一枚，大黄一两。凡二物咬咀，以酒二升，煮取一升，去滓，尽服之，立消。若无朴硝者，芒硝代之皆可用。

治食生冷杂物，或寒时衣薄当风，或夜食便卧，不即消，心腹烦痛，胀急，或连日不化。方：烧地，令极热，即敷薄荐莞席，向卧，覆取汗，即立愈也。

治食过饱，烦闷，但欲卧而腹胀②。方：熬面令微香，捣服方寸匕，得大麦生面益佳。无面，以糜亦得③。

---

① 不可留：《太平圣惠方》卷第四十九"治食瘕诸方十七道"条及《外台秘要方》卷十二"食不消成瘕积方四首"条，均无此三字，存参。

② 胀：《外台秘要方》卷三十一"解饮食相害成病百件"条作"痛"，存参。

③ 熬面令微香……以糜亦得：《外台秘要方》卷三十一"解饮食相害成病百件"条作"曲，熬令香黄。上一味，捣为末，服方寸匕。大麦蘖亦佳"，存参。

此四条本在杂治中，皆食饮脾胃家事，令胃气充实，则永无食患。食宜先治其本，故后疏诸法。

腹中虚冷，不能饮食，食辄不消，羸瘦致之，四肢怔弱，百疾因此互生。生地黄十斤，捣，绞取汁，和好面三斤，以日曝干，更和汁，尽止。未食后，服半合，日三，稍增至三合。

又方：面①半斤，麦蘖②五升，豉五合，杏仁二升。皆熬，令黄香，捣，筛，丸如弹，服一枚，后稍增之。

又方：大黄、芍药各半斤，捣，末之，芒硝半斤，以蜜三斤，于铜器中汤上煎，可丸如梧子大，服七丸至十丸。

又方：曲一斤，干姜十两，茱萸一升，盐一弹。合捣，蜜和如弹丸，日三服。

又方：术二斤，曲一斤。熬令黄，捣，蜜丸如梧子大，服三十丸，日三。若大冷，可加干姜三两。若患腹痛，加当归三两。羸弱，加甘草二两，并长将息。除③以曲术法，疗产后心下停水，仍须利之。

治脾胃气弱，水谷不得下，遂成不复受食。方：大麻子三升，大豆④炒黄香。合捣筛，食前，一二方寸匕，日四五服，佳矣。

治饱食便卧，得谷劳病，令人四肢烦重，嘿嘿欲卧，食毕辄甚。方：大麦蘖一升，椒一两，并熬。干姜三两，捣末，服方寸匕，日三四服。

---

① 面：《外台秘要方》卷三十一"解饮食相害成病百件"条作"曲"，存参。

② 蘖：原作"蘖"，据文义改。下文诸如此义，径改，不另出注。

③ 除：原作"徐"，据文义改。

④ 大豆：《医心方》卷九"治宿食不消方第十"条作"大豆黄卷"，存参。

附方：

《食医心镜》治脾胃气冷，不能下食，虚弱无力。鹘突羹：鲫鱼半斤，细切，起作脍，沸，豉汁热投之，着胡椒、干姜、莳萝、橘皮等末，空腹食之。

《近世方》主脾胃虚冷，不下食，积久羸弱成瘵者。温州白干姜一物，浆水煮，令透心润湿，取出焙干，捣，筛。陈廪米，煮粥饮，丸如桐子，一服三五十丸，汤使任用，其效如神。

《食疗》治胃气虚，风热不能食。生姜汁半鸡子壳，生地黄汁少许，蜜一匙头，和水三合，顿服，立瘥。

《经验方》治脾元气发歇，痛不可忍者。吴茱萸一两，桃仁一两。和，炒，令茱萸焦黑，后去茱萸，取桃仁，去皮、尖，研细。葱白三茎煨熟，以酒浸，温分二服。

《经验后方》治脾胃进食。茴香二两，生姜四两。同捣令匀，净器内湿纸盖一宿，次以银石器中，文武火炒，令黄焦为末，酒丸如梧子大，每服十丸至十五丸，茶酒下。

《外台秘要》治久患气胀。乌牛尿，空心温服一升，日一服，气散即止。

治卒绝粮失食饥惫欲死方第三十五

粒食者，生人之所资，数日乏绝，便能致命。《本草》有不饥之文，而医方莫言斯术者，当以其涉在仙奇之境，非庸俗所能遵故也。遂使荒馑之岁，饿尸横路，良可哀乎？今略载其易为者云，若脱值奔窜在无人之乡，及堕坠溪谷、空井、深冢之中，四顾迥绝，无可藉口者，便须饮水服气。其服法如下：闭口以舌料上下齿，取津液而咽之，一日得三百六十咽便佳。渐习，乃可至千，自然不饥，三五日小疲极，过此便渐轻强。复有食十二时、六戊者诸法，恐危逼之地，不能晓方面，及时之早晚，故不论此。若有水者，卒无器，便与左手贮，祝曰："丞掾吏之赐，真乏粮，正赤黄行，无过城下诸医，以自防。"毕，三叩齿，右手指三叩左手，如此三遍，便饮之。后复有杯器，贮水尤佳，亦左手执，右手以物扣之如法，日服三升，便不复饥，即瘥。

若可得游涉之地，周行山泽间者。但取松、柏叶，细切，水服二合，日中二三升，便佳。又掘取白茅根，洗净，切，服之。此三物得，行曝燥，石上捣碎服，服者食方寸匕[①]，辟一日。又有大豆者，取含光明匝热[②]，以水服，尽此则解十日，赤小豆亦佳。得熬二豆黄末，服一二升，辟十日。草中有术、天门冬、麦门冬、黄精、葳蕤、贝母，或生或熟，皆可单食。树木上自耳，及檀、榆白皮，并可辟饥也。

若遇荒年谷贵，无以充粮，应须药济命者。取稻米一斗，淘汰之，百蒸百曝，捣，日一餐，以水得，三十日都止，则可终身不食，日行三百里。

又方：粳米一斗，酒三升，渍之，出，曝之，又渍酒尽止，出，稍食之，渴饮之，辟三十日，足一斛二升，辟周年。

有守中丸药法。其蔬诸米豆者，是人间易得易作，且不乖谷气，使质力无减耳。恐肉秽之身，忽然专御药物，或非所堪，若可得频营，则自更按余所撰谷方中求也。

---

① 匕：原脱，据文义补。
② 取含光明匝热：《医心方》卷十六"断谷方第七"条作"取三升，捣令光明迺热"，存参。

附方：

《圣惠方》绝谷升仙不食法。取松实，捣为膏，酒调下三钱，日三，则不饥，渴饮水，勿食他物，百日身轻，日行五百里。

《野人闲话》云：伏虎尊师炼松脂法。十斤松脂，五度以水煮过，令苦味尽。取得后，每一斤炼了松脂，入四两茯苓末，每晨水下一刀圭。即终年不食，而复延龄，身轻清爽。

《抱朴子》云：汉成帝时，猎者于终南山见一人，无衣服，身皆生黑毛，跳坑越涧如飞，乃密伺其所在，合围取得，乃是一妇人，问之，言：我是秦之宫人，关东贼至，秦王出降，惊走入山，饥无所食，洎欲饿死。有一老公，教我吃松柏叶实，初时苦涩，后稍便吃，遂不复饥，冬不寒，夏不热。此女是秦人，至成帝时，三百余载也。

卷之五　　陛五

治痈疽妒乳诸毒肿方第三十六

隐居《效方》治羊疽疮，有虫痒。附子八分，藜芦二分。末傅之，虫自然出。

葛氏，疗始①发诸痈疽、发背及乳房②。方：比③灸其上百壮。

又方：熬粱粉，令黑，鸡子白和之，涂练上以贴痈，小穿练上作小口，泄毒气，燥易之。神秘。

又方：釜底土④捣，以鸡子中黄和，涂之。加少豉，弥良。

又方：捣黄柏末，筛，鸡子白和，厚涂之，干复易，瘥。

---

① 始：原作"奶"，据《外台秘要方》卷二十四"痈疽发背杂疗方二十六首"条改。

② 房：原脱，据《外台秘要方》卷二十四"痈疽发背杂疗方二十六首"条补。"房"字后，《医心方》卷十五"治痈疽未脓方第二"条有"初起燉赤急痛，不早治，煞人，使速消"，存参。

③ 比：《外台秘要方》卷二十四"痈疽发背杂疗方二十六首"条作"皆"，义同，存参。

④ 土：原作"上"，据《外台秘要方》卷二十四"痈疽发背杂疗方二十六首"条改。

又方：烧鹿角，捣末，以苦酒和，涂之，佳。

又方：于石上水磨鹿角，取浊汁，涂痈上，干复易，随手消。

又方：末半夏，鸡子白和，涂之。水磨傅，并良。

又方：神效，水磨。出《小品》。

又方：醋和茱萸，若捣姜或小蒜，傅之，并良。

一切恶毒肿。蔓荆根一大握，无，以龙葵根代之；乳头香一两，光明者；黄连一两，宣州者；杏仁四十九枚，去尖用，柳木取三四钱，白色者。各细锉，捣三二百杵，团作饼子，厚三四分，可肿处大小贴之，干复易。立散，别贴膏药治疮处，佳。

葛氏，疗痈发数十处。方：取牛屎烧，捣末，以鸡子白和，涂之，干复易。神效。

又方：用鹿角、桂、鸡屎，别捣，烧，合和，鸡子白和，涂，干复上。

又，痈已有脓，当使坏。方：取白鸡两翅羽肢各一枚，烧服之，即穿。姚同。

又方：吞薏苡子一枚，勿多。

又方：以苦酒和雀屎，涂痈头上，如小豆[①]。

葛氏，若已结痈，使聚不更长。方：小豆末涂，若鸡子白和，尤佳，即瘥。

又方：芫花末，胶汁和，贴上，燥复易，化为水。

若溃后，脓血不止，急痛。取生白楸叶，十重贴上，布帛宽缚之。

---

① 以苦酒和雀屎……如小豆：《本草纲目》谷部第二十五卷"醋"条作"苦酒和雀屎，如小豆大，傅疮头上，即穿也"，存参。

乳肿。桂心、甘草各二分；乌头一分，炮。捣为末，和苦酒，涂纸覆之，脓化为水，则神效。

葛氏，妇女乳痈妒肿。削柳根皮，熟捣，火温，帛囊贮，熨之，冷更易，大良。

又方：取研米槌，煮令沸，絮中覆乳，以熨上，当用二枚互熨之，数十回止。姚云：神效。

乳痈。方：大黄、莒草、伏龙肝（灶下黄土也）[1]、生姜各二分。先以三物，捣，筛，又合生姜捣，以醋和，涂，乳痈则止，极验。刘涓子不用生姜，用干姜四分，分等[2]。余比见用鲫鱼，立验。此方《小品》佳。

姚氏，乳痈。大黄、鼠粪湿者、黄连各一分。二物为末，鼠屎更捣，以黍米粥清和，傅乳四边，痛即止，愈。无黍米，用粳米并得。

又方：牛马屎傅，并佳。此并消去。

《小品》妒。方：黄芩、白蔹、芍药，分等。末，筛，浆服一钱匕，日五服。若右乳结者，将左乳汁服；左乳结者，将右乳汁服，散消根。姚同此方，必愈。

姚方：捣生地黄，傅之，热则易，小豆亦佳。

又云：二三百众，疗不瘥，但坚紫色者。用前柳根皮法，云：熬令温，熨肿，一宿愈。

凡乳汁不得泄，内结，名妒乳，乃急于痈。

---

[1] （灶下黄土也）：此处圆括号及括号内文字，非原文小字，乃"伏龙肝"的解释。

[2] 干姜四分，分等：原作"生姜四分，分等"，据《四库全书》本改。另，《外台秘要方》卷三十四"乳痈肿方一十八首"条作"生鱼三味，等分"，存参。

徐玉，疗乳中瘰疬，起痛。方：大黄、黄连各三两，水五升，煮取一升二合，分三服，得下，即愈。

葛氏，卒毒肿起，急痛。方：芜菁根大者，削去上皮，熟捣，苦酒和如泥，煮三沸，急搅之，出，傅肿，帛裹上，日再三易。用子亦良。

又方：烧牛屎末，苦酒和，傅上，干复易。

又方：水和石灰封上。又，苦酒磨升麻，若青木香或紫檀，以磨，傅上，良。

又方：取水中萍子草，熟捣，以傅上。

又，已入腹者。麝香、熏陆香、青木香、鸡舌香各一两，以水四升，煮取二升，分为再服。

若恶核肿结不肯散者。吴茱萸、小蒜，分等，合捣，傅之。丹蒜亦得。

又方：捣鲫鱼，以傅之。

若风肿多痒，按之随手起，或瘾疹。方：但令痛，以手摩捋，抑按，日数度，自消。

又方：以苦酒磨桂，若独活，数傅之，良。

身体头面，忽有暴肿处如吹。方：巴豆三十枚，连皮碎，水五升，煮取三升，去滓，绵沾以拭肿上，趁手消，勿近口。

皮肉卒肿起，狭长赤痛，名腷。鹿角五两，白蔹一两，牡蛎四两，附子一两，捣，筛，和苦酒，涂帛上，燥复易。

《小品》痈结肿，坚如石，或如大核色不变，或作石痈不消。鹿角八两，烧作灰；白蔹二两；粗理黄色磨石一斤，烧令赤。三物捣作末，以苦酒和泥，厚涂痈上，燥更涂，取消止。内服连翘汤下之。姚方云：烧石令极赤，纳五升苦酒中，复烧，又纳苦酒中，令减半止，捣石和药，先用所余，苦酒不足，添上用。

姚方：若发肿至坚，而有根者，名曰石痈。当上灸百壮，石子当碎出。不出者，可益壮。痈、疽、瘤、石痈、结筋、瘰疬，皆不可就针角，针角者，少有不及祸者也。

又，痈未溃。方：蒿草末，和鸡子白，涂纸令厚，贴上，燥复易，得痛，自瘥。

痈肿振焮，不可枢。方：大黄，捣，筛，以苦酒和，贴肿上，燥易，不过三，即瘥减不复作，脓自消除，甚神验也。

痈肿未成脓。取牛耳垢，封之，即愈。

若恶肉不尽者，食肉药食去，以膏涂之，则愈。食肉方：取白炭灰、荻灰，等分，煎令如膏，此不宜预作，十日则歇，并可与去黑子。此大毒，若用效验，本方用法。

凡痈肿用。瓜蒌根、赤小豆，皆当纳苦酒中，五宿出，熬之毕，捣为散，以苦酒和，涂纸上，贴肿，验。

隐居《效方》消痈肿。白蔹二分，藜芦一分。为末，酒和如泥，贴上，日三，大良。

疽疮骨出。黄连、牡蛎各二分，为末，先盐、酒洗，后傅。

葛氏，忽得瘭①疽，着手足肩，累累如米豆，刮汁出，急疗之。熬芜菁，熟捣，裹，以辗转其上，日夜勿止。

若发疽于十指端，及色赤黑，甚难疗，宜按大方，非单方所及。

若骨疽积年，一捏一汁出，不瘥。熬末胶饴②，勃疮上，乃破，生鲤鱼以擪之，如炊顷，刮视有小虫出，更洗傅药，虫尽，

---

① 瘭：原作"熛"，据文义改。下文诸如此义，径改，不另出注。

② 熬末胶饴：《外台秘要方》卷二十四"附骨疽方八首"条作"取胶熬，捣末"，存参。

则便立瘥。

姚方云：瘭疽者，肉中忽生一黤子，如豆粟，剧者如梅李大，或赤或黑，或白或青，其黶有核，核有深根，痛瘥[1] 应心。小[2] 久，四面悉肿，疱黯默紫黑色，能烂坏筋骨，毒入脏腑，煞人。南方人名为擖着毒，着厚肉处，皆割之，亦烧铁令赤，烙疱[3] 上，令焦如炭。亦灸黯疱[4] 上，百壮为佳。单捣酸草叶[5]，敷其四面，防其长也，饮葵根汁、犀角汁、升麻汁，折其热[6]。内外疗，依丹毒法也。

刘涓子，疗痈疽发坏，出脓血、生肉，黄芪膏。黄芪、芍药、大黄、当归、芎䓖、独活、白芷、薤白各一两；生地黄三两。九物切，猪膏二升半，煎三上三下，膏成。绞去滓，傅充疮中，摩左右，日三。

又，丹痈疽始发，浸淫进长，并少小丹擖。方：升麻、黄连、大黄、芎䓖各二两，黄芩、芒硝各三两，当归、甘草炙、羚羊角各一两。九物㕮咀，水一斗三升，煮取五升，去滓，还纳铛中，芒硝上，杖搅，令成膏，适冷热，贴帛，搨肿上，数度，便随手消散。王练甘林所秘方。慎不可近阴。

又瘭疮，浸淫多汁，日就浸大，胡粉散。胡粉熬、甘草炙、

---

① 痛瘥：原脱，据《外台秘要方》卷二十四"瘭疽方一十六首"条补。

② 小：《四库全书》本作"少"，义同，存参。

③ 疱：原作"赤三"，据《外台秘要方》卷二十四"瘭疽方一十六首"条改。

④ 疱：原作"炮"，据《四库全书》本改。

⑤ 单捣酸草叶：原作"早春酸蓁叶"，据《外台秘要方》卷二十四"瘭疽方一十六首"条改。

⑥ 热：《外台秘要方》卷二十四"瘭疽方一十六首"条作"势"，存参。

蔄茹、黄连各二分。四物捣散，筛，以粉疮，日三，极验。

诸疽疮膏。方：蜡、乱发、矾石、松脂各一两，猪膏四两。五物，先下发，发消，下矾石。矾石消，下松脂。松脂消，下蜡。蜡消，下猪膏。涂疮上。

赤龙皮汤，洗诸败烂疮。方：槲树皮，切，三升，以水一斗，煮取五升，春夏冷用，秋冬温用，洗乳疮，及诸败疮，洗了则傅膏。

发背上初欲肿①，便服此大黄汤。大黄、甘草炙、黄芩各二两，升麻二两，栀子一百枚。五物，以水九升，煮取三升半，服，得快下，数行便止。不下，则更服。

疗发背，及妇人发乳，及肠痈。木占斯散：木占斯、厚朴炙、甘草炙、细辛、瓜蒌、防风、干姜、人参、桔梗、败酱各一两，十物捣为散，酒服方寸匕，昼七夜四，以多为善。病在上常吐，在下脓血，此谓肠痈之属，其痈肿即不痛。长服，疗诸疽痔。若疮已溃，便早愈，发背无有不疗，不觉肿去。时长服，去败酱，多疗妇人发乳，诸产，癥瘕，益良。并刘涓子方。

刘涓子，疗痈消脓，木占斯散。方：木占斯、桂心、人参、细辛、败酱、干姜、厚朴炙、甘草炙、防风、桔梗各一两。十物为散，服方寸匕，入咽，觉流入疮中。若痈疽灸，不发坏者，可服之。疮未坏，去败酱。此药或时有令痛②成水者。

痈肿癥瘕，核不消。白蔹敷方：白蔹、黄连、大黄、黄芩、莽草、赤石脂、吴茱萸、芍药各四分，八物捣，筛，以鸡子白和如泥，涂故帛上，敷之。开小口，干即易之，瘥。

---

① 肿：原作"疹"，据《外台秘要方》卷二十四"发背方四十一首"条改。

② 令痛：原倒，据文义乙转。

发背欲死者。取冬瓜，截去头，合疮上，瓜当烂，截去更合之，瓜未尽，疮已敛小矣，即用膏养之。

又方：伏龙肝，末之，以酒调，厚傅其疮口，干即易，不日平复。

又方：取梧桐子叶，鳌上煿成灰，绢罗，蜜调傅之，干即易之。

《痈肿杂效方》疗热肿。以家芥子，并柏叶，捣傅之，无不愈，大验，得山芥更妙。又，捣小芥子末，醋和作饼子，贴肿及瘰疬，数看，消即止，恐损肉。此疗马附骨，良。

又方：烧人粪，作灰，头醋和如泥，涂肿处，干数易，大验。

又方：取黄色雄黄（雌黄色石）^①，烧热令赤，以大醋沃之，更烧醋沃，其石即软如泥，刮取涂肿。若干醋和，此大秘要耳。

灸肿令消法。取独颗蒜横截，厚一分，安肿头上，炷如梧桐子大，灸蒜上百壮，不觉消，数数灸，唯多为善，勿令大热。但觉痛，即擎起蒜，蒜焦更换用新者，不用灸损皮肉，如有体干，不须灸。余尝小腹下患大肿，灸即瘥，每用之，则可大效也。

又方：生参□……□头上核^②。又磁石末和醋，傅之。

又方：甘草□……□涂^③。此蕉子不中食。

---

① （雌黄色石）：此处圆括号及括号内文字，非原文小字，乃"黄色雄黄"的解释。

② 生参□……□头上核：《普济方》卷一百九十三水病门"卒浮肿附论"篇作"以生参薄切之，贴头上核，佳"，《医方类聚》卷之一百九十诸疮门"肘后方"篇作"生参薄之，散头上核"，存参。

③ 甘草□……□涂：《普济方》卷一百九十三水病门"卒浮肿附论"篇作"以甘蕉根捣烂，涂患处"，《医方类聚》卷之一百九十诸疮门"肘后方"篇作"甘蕉根，捣涂"，存参。

又方：鸡肠草，傅。

又方：白蔹末傅，并良。

又热肿疖。㶸胶数涂，一日十数度，即瘥。疗小儿疖子，尤良。每用神效。

一切毒肿，疼痛不可忍者。溲面团，肿头如钱大，满中安椒，以面饼子盖头上，灸令彻痛，即立止。

又方：捣蓖麻仁，傅之，立瘥。

手脚心，风毒肿。生椒末、盐末，等分，以醋和傅，立瘥。

痈疽生臭恶肉者。以白蔺茹散傅之，看肉尽便停。但傅诸膏药，若不生肉，傅黄芪散。蔺茹、黄芪，止一切恶肉。仍不尽者，可以七头赤皮蔺茹为散，用半钱匕，和白蔺茹散三钱匕，以傅之。此姚方，瘥。

恶脉病，身中忽有赤络，脉起如蚓状。此由春冬恶风入络脉之中，其血瘀所作，宜服之五香连翘，镵去血，傅丹参膏，积日乃瘥。余度山岭即患，常服五香汤，傅小豆得消。以下并姚方。

恶核病者，肉中忽有核如梅李，小者如豆粒，皮中惨痛，左右走，身中壮热，瘰恶寒是也。此病卒然如起，有毒入腹杀人，南方多有此患。宜服五香连翘汤，以小豆傅之，立消。若余核，亦得傅丹参膏。

恶肉病者，身中忽有肉，如赤小豆粒突出，便长如牛马乳，亦如鸡冠状，内^①宜服漏芦汤，外可以烧铁烙之，日三烙，令稍焦。以升麻膏傅之。

气痛之病，身中忽有一处，如打扑之状，不可堪耐，而左

---

① 内：原作"亦"，据《四库全书》本改。

右走，身中发作，有时痛，静时便觉其处冷如霜雪所加。此皆由冬温至春，暴寒伤之，宜先服五香连翘数剂，又以白酒煮杨柳皮暖熨之。有赤点点处，宜镵去血也。

五香连翘汤，疗恶肉，恶脉，恶核，瘰疬，风结肿，气痛。木香、沉香、鸡舌香各二两，麝香半两，熏陆一两。射干、紫葛、升麻、独活、寄生、甘草炙、连翘各二两，大黄三两，淡竹沥三升。十三物以水九升，煮减半，纳竹沥，取三升，分三服，大良。

漏芦汤，疗痈疽，丹疹，毒肿，恶肉。漏芦、白蔹、黄芩、白薇、枳实炙、升麻、甘草炙、芍药、麻黄去节各二两，大黄三两。十物以水一斗，煮取三升。若无药，用大黄下之，佳。其丹毒，须镵针①去血。

丹参膏，疗恶肉，恶核，瘰疬，风结，诸脉肿。丹参、蒴藋各二两，秦艽、独活、乌头、白及、牛膝、菊花、防风各一两，莽草叶、踯躅花、蜀椒各半两。十二物，切，以苦酒二升，渍之一宿，猪膏四斤，俱煎之，令酒竭，勿过焦，去滓，以涂诸疾上，日五度，涂故布上贴之。此膏亦可服，得大行，即须少少服。《小品》同。

升麻膏，疗丹毒，肿，热疮。升麻、白蔹、漏芦、芒硝各二两，黄芩、枳实、连翘、蛇衔各三两，栀子二十枚，蒴藋根四两。十物，切，舂令细，纳器中，以水三升，渍半日，以猪脂五升，煎令水竭，去滓，傅之，日五度。若急合，即水煎。极验方。

葛氏，疗卒毒肿起急痛。柳白皮，酒煮令热，熨上，痛止。

---

① 镵针：原倒，据文义乙转。

附方：

《胜金方》治发脑、发背，及痈疽、热疖、恶疮等。腊月兔头，细锉，入瓶内密封，惟久愈佳。涂帛上，厚封之，热痛傅之，如冰频换，瘥。

《千金方》治发背、痈肿，已溃未溃。方：香豉三升，少与水和，熟捣成泥，可肿处作饼子，厚三分以①上，有孔，勿覆，孔上布豉饼，以艾烈其上，灸之，使温温而热，勿令破肉。如热痛，即急易之。患当减，快得分稳，一日二度灸之。如先有疮孔中汁出，即瘥。

《外台秘要》疗恶寒，啬啬似欲发背，或已生疮肿，瘾疹起。方：硝石三两，以暖水一升和，令消，待冷。取故青布揲三重，可似赤处方圆，湿布搨之，热即换。频易，立瘥。

《集验方》治发背。以蜗牛一百个活者，以一升净瓶，入蜗牛。用新汲水一盏，浸瓶中，封系，自晚至明，取出蜗牛放之。其水如涎，将真蛤粉，不以多少，旋调傅，以鸡翎扫之疮上，日可十余度，其热痛止，疮便愈。

崔元亮《海上方》治发背秘法。李北海云：此方神授，极奇秘。以甘草三大两，生捣，别筛末；大麦面九两。于大盘中相和，搅令匀，取上等好酥少许，别捻入药，令匀。百沸水溲如饼子剂，方圆大于疮一分。热傅肿上，以油片及故纸隔，令通风，冷则换之。已成脓，水自出；未成脓②，便内消。当患肿着药时，常须吃黄芪粥，甚妙。

又一法，甘草一大两，微炙，捣碎，水一大升，浸之。器

①　以：原作"已"，据文义改。

②　脓：原作"肿"，据《医方类聚》卷之一百七十五痈疽门"痈疽经效杂方"篇改。

上横一小刀子，置露中，经宿。平明，以物搅令沫出，吹沫服之。但是疮肿发背，皆可服，甚效。

《梅师方》治诸痈疽发背，或发乳房，初起微赤，不急治之，即死。速消方：捣苎根，傅之，数易。

《圣惠方》治附骨疽，及鱼眼疮。用狗头骨，烧烟熏之。

张文仲方，治石痈坚如石，不作脓者。生章陆根，捣，擦之，燥即易，取软为度。

《子母秘录》治痈疽，痔瘘疮，及小儿丹。水煮棘根汁，洗之。

又方：末蛴螬，傅之。

《小品》方治疽初作。以赤小豆末，醋和，傅之，亦消。

《博济方》治一切痈肿未破，疼痛，令内消。以生地黄杵如泥，随肿大小摊于布上，掺木香末于中，又再摊地黄一重，贴于肿上，不过三五度。

《日华子》云：消肿毒，水调决明子末，涂。

《食疗》治痈肿。瓜蒌根，苦酒中熬，燥，捣，筛之。苦酒和，涂纸上摊贴。服金石人宜用。

《杨文蔚方》治痈未溃。瓜蒌根、赤小豆，等分。为末，醋调涂。

《千金方》治诸恶肿，失治有脓。烧棘针，作灰，水服之，经宿，头出。

又方：治痈疮中冷，疮口不合。用鼠皮一枚，烧为灰，细研，封疮口上。

孙真人云：主痈发数处。取牛粪，烧作灰，以鸡子白和，傅之，干即易。

孙真人食忌，主一切热毒肿。章陆根，和盐少许，傅之，日再易。

《集验方》治肿。柳枝如脚指大，长三尺，二十枚。水煮，令极热，以故布裹肿处，取汤热洗之，即瘥。

又方：治痈，一切肿未成脓，拔毒。牡蛎白者，为细末，水调涂，干更涂。

又方：治毒热，足肿疼欲脱。酒煮苦参，以渍之。

《外台秘要》治痈肿。伏龙肝，以蒜和作泥，涂用布上，贴之。如干，则再易。

又方：凡肿已溃未溃者。以白胶^①一片，水渍令软，纳纳然，称^②肿之大小，贴，当头上开孔。若已溃还合者，脓当被胶急撮之，脓皆出尽。未有脓者，肿当自消矣。

又方：烧鲤鱼，作灰，酢和，涂之一切肿上，以瘥为度。

又疗热毒病，攻手足，肿，疼痛欲脱。方：取苍耳汁，以渍之。

又方：水煮马粪汁，以渍之。

《肘后方》治毒攻手足，肿，疼痛欲断。猪蹄一具，合葱煮，去滓，纳少许盐，以渍之。

《经验后方》治一切痈肿无头。以葵菜子一粒，新汲水吞下，须臾即破。如要两处破，服两粒。要破处，逐粒加之。验。

又方：治诸痈不消已成脓，惧针不得破，令速决。取白鸡翅下第一毛，两边各一茎，烧灰，研，水调服之。

---

① 白胶：《外台秘要方》卷二十四"痈肿方二十五首"条作"胶"，《乡药集成方》（朝鲜官修方书，俞孝通编撰，刊行于1433年）第四十二卷痈疽疮疡门"一切毒肿"篇作"鹿角胶"，存参。

② 称：原脱，据《外台秘要方》卷二十四"痈肿方二十五首"条补。另，《乡药集成方》（朝鲜官修方书，俞孝通编撰，刊行于1433年）第四十二卷痈疽疮疡门"一切毒肿"篇作"量"，存参。

又，《梅师方》取雀屎，涂头上，即易破。雄雀屎佳，坚者为雄。

谨按：雄黄治疮痍，尚矣。《周礼》疡医，凡疗疡，以五毒攻之。郑康成注云：今医方有五毒之药，作之合黄堥，置石胆、丹砂、雄黄、矾[1]石、磁石其中，烧之三日三夜，其烟上着，以鸡羽扫取之，以注创，恶肉破骨则尽出。故翰林学士杨亿尝笔记，直史馆杨嵎，年少时，有疡生于颊，连齿辅车外肿。若覆瓯内，溃出脓血不辍吐之，痛楚难忍。疗之百方，弥年不瘥，人语之，依郑法，合烧药成，注之创中，少顷，朽骨连两牙溃出，遂愈。后更安宁，信古方攻病之速也。黄堥，若今市中所货，有盖瓦合也。近世合丹药，犹用黄瓦瓿，亦名黄堥，事出于古也。堥，音武。

《梅师方》治产后不自乳，见蓄积乳汁，结作痈。取蒲公草，捣，傅肿上，日三四度，易之。俗呼为蒲公英，语讹为仆公罂是也。水煮汁服，亦得。

又方：治妒乳，乳痈。取丁香，捣末，水调方寸匕，服。

又方：治乳头裂破。捣丁香末，傅之。

《千金方》治妒乳。梁上尘，醋和涂之。亦治阴肿。

《灵苑方》治乳痈，痈初发，肿痛结硬，欲破脓，令一服，瘥。以北来真桦皮，无灰酒服方寸匕，就之卧，及觉，已瘥。

《圣惠方》主妇人乳痈不消。上用白面半斤，炒令黄色，用醋煮为糊，涂于乳上，即消。

《产宝》治妒[2]乳及痈肿。鸡屎末，服方寸匕，须臾三服，

---

① 矾：原作"礜"，据《四库全书》本改。

② 妒：原脱，据《重修政和经史证类备用本草》卷第十九禽部三品总五十六种"诸鸡"条补。

愈。《梅师方》亦治乳头破裂，方同。

《简要济众》治妇人乳痈，汁不出，内结成脓肿，名妒乳。方：露蜂房，烧灰，研。每服二钱，水一中盏，煎至六分，去滓，温服。

又方：治吹奶。独胜散：白丁香半两，捣，罗，为散。每服一钱匕，温酒调下，无时服。

《子母秘录》疗吹奶，恶寒壮热。猪肪脂，以冷水浸，榻之，热即易，立效。

杨炎《南行方》治吹奶，疼痛不可忍。用穿山甲炙黄、木通各一两；自然铜半两，生用。三味捣，罗为散，每服二钱，温酒调下，不计时候。

《食医心镜》云：治吹奶，不痒不痛，肿硬如石。以青橘皮二两，汤浸去瓤，焙为末。非时，温酒下二钱匕。

治肠痈肺痈方第三十七 [①]

治卒发丹火恶毒疮方第三十八 [②]

葛氏，大人小儿，卒得恶疮，不可名识者。烧竹叶，和鸡子中黄，涂，瘥。

又方：取蛇床子合黄连二两，末，粉疮上。燥者，猪脂和涂，瘥。

又方：烧蛇皮，末，以猪膏和，涂之。

---

① 原书正文仅有此篇名，而无内容。

② 原书正文仅有此篇内容，而无篇名，据原书卷五目录补之。

又方：煮柳叶若皮，洗之亦可，纳少盐。此又疗面上疮。

又方：腊月猪膏一升，乱发如鸡子大，生鲫鱼一头。令煎，令消尽，又纳雄黄、苦参末二两，大附子一枚，末。绞令凝，以傅诸疮，无不瘥。胡洽，疗瘑疽疥，大效。

疮中突出恶肉者。末乌梅屑，傅之。又末硫黄，傅上。燥者，唾和涂之。

恶疮连痂，痒痛。捣扁豆，封，痂落即瘥。近方。

治病癣疥漆疮诸恶疮方第三十九 ①

《小品》疗病癣疥恶疮。方：水银、矾石、蛇床子、黄连各二两。四物捣，筛，以腊月猪膏七合，并下水银，搅万度。不见水银，膏成，傅疮，并小儿头疮，良。龚 ② 庆宣加蔺茹一两，疗诸疮，神验无比。

姚，疗病疥。雄黄一两，黄连二两，松脂二两，发灰如弹丸。四物，镕猪膏与松脂，合，热捣，以敷疮上，则大良。

又疗恶疮。粉方：水银、黄连、胡粉熬令黄各二两。下筛，粉疮。疮无汁者，唾和之。

小儿身中恶疮。取笋汁自澡洗，以笋壳作散，傅之效。

人体生恶疮，似火自烂。胡粉熬黑、黄柏、黄连，分等。下筛，粉之也。

卒得恶疮。苍耳、桃皮作屑，纳疮中，佳。

头中恶疮。胡粉、水银、白松脂各二两。腊月猪膏四两，合松脂煎，以水银、胡粉合研，以涂上，日再。胡洽云：疗小

---

① 原书正文仅有此篇内容，而无篇名，据原书卷五目录补之。

② 龚：原作"袭"，据文义改。

儿头面疮。又一方，加黄连二两，亦疗得秃疮。

恶疮，雄黄膏。方：雄黄雌黄并末、水银各一两，松脂二两，猪脂半斤，乱发如鸡子大。以上合煎，去滓，纳水银，傅疮，日再。

《效方》恶疮食肉，雄黄散。雄黄六分，蔄茹、矾石各二分，末疮中，日二。

疗疮方，最去面上粉刺。方：黄连八分，糯米、赤小豆各五分，吴茱萸一分，胡粉、水银各六分。捣黄连等，下筛。先于掌中，研水银，使极细，和药使相入，以生麻油总稀稠得所，洗疮拭干，傅之。但是疮即疗，神验不传。

甘家松脂膏，疗热疮，尤㖞脓，不痂，无瘢。方：松脂、白胶香、熏陆香各一两，当归、蜡各一两半，甘草一两。并切猪脂、羊肾脂各半合许，生地黄汁亦半合。以松脂等末，纳脂膏、地黄汁中，微火煎令黄，下腊，绞去滓，涂布，贴疮。极有验。甘家秘不能传。此是半剂。

地黄膏，疗一切疮已溃者，及灸贴之，无痂，生肉去脓，神秘。方：地黄汁一升，松脂二两，熏陆香一两，羊肾脂及牛酥各如鸡子大。先于地黄汁煎松脂及香，令消，即纳羊脂、酥，并更用蜡半鸡子大，一时相和，缓火煎，水尽膏成，去滓，涂帛，贴疮，日一二易。加故绯帛①一片、乱发一鸡子许大，疗年深者，十余日即瘥。生肉秘法。

妇人颊上疮，瘥后每年又发。甘家秘方涂之，永瘥。黄矾石二两，烧令汁尽；胡粉一两；水银一两半。捣，筛，矾石、胡粉更筛。先以片许猪脂，于瓷器内②熟研，水银令消尽，更

---

① 帛：原脱，据文义补。

② 内：原作"肉"，据《四库全书》本改。

加猪脂，并矾石、胡粉，和使黏[①]稠，洗面疮，以涂上。又，别熬胡粉，令黄，涂膏讫，则敷此粉，数日即瘥。甘家用大验。

疗瘑疮，但是腰脚已下，名为瘑。此皆有虫食之，虫死即瘥，此方立验。醋泔淀一碗，大麻子一盏，白沙、盐末各一抄。和掩以傅疮，干更傅。先温泔净洗，拭干，傅一二度，即瘥。孔如针穴，皆虫食。大验。

《效方》恶疮三十年不愈者。大黄、黄芩、黄连各一两，为散。洗疮净，以粉之，日三，无不瘥。又黄柏分等，亦佳。

葛氏，疗白秃。方：杀猪即取肚，破去屎，及热，以反搨头上。须臾，虫出着肚。若不尽，更作取，令无虫即休。

又方：末藜芦，以腊月猪膏和涂之。五月漏芦草，烧作灰，膏和，使涂之。皆先用盐汤洗，乃傅。

又方：羊蹄草根，独根者，勿见风日及妇女、鸡、犬，以三年醋研和如泥，生布拭疮令赤，以傅之。

姚方：以羊肉如作脯法，炙令香及热，以搨[②]上，不过三四日，瘥。

又方：先以皂荚汤热洗，拭干，以少麻油[③]涂，再三，即瘥。

附方：

《千金方》治遍身风痒，生疮疥。以蒺藜子苗，煮汤洗之，立瘥。《千金翼方》同。

又方：茵陈蒿不计多少，煮浓汁洗之，立瘥。

《千金翼方》疮癣初生，或始痛痒，以姜黄傅之，妙。

又方：嚼盐，涂之，妙。

---

① 黏：原作"粘"，据文义改。

② 搨：原作"榻"，据《四库全书》本改。

③ 麻油：原倒，据《四库全书》本乙转。

又方：漏瘤疮，湿癣，痒，浸淫，日瘙痒不可忍，搔之黄水出，瘥后复发。取羊蹄根，去土，细切，捣，以大醋和，净洗傅上。一时间以冷水洗之，日一傅，瘥。若为末，傅之，妙。

《外台秘要》治癣疮。方：取蟾蜍，烧灰，末，以猪脂和，傅之。

又方：治干癣，积年生痂，搔之黄水出，每逢阴雨即痒。用斑蝥半两，微炒为末，蜜调傅之。

又治疥。方：捣羊蹄根，和猪脂涂上，或着盐少许，佳。

《斗门方》治疥癣。用藜芦，细捣为末，以生油调，傅之。

王氏《博济》治疥癣，满身作疮，不可治者。何首乌、艾，等分，以水煎令浓，于盆内洗之，甚能解痛，生肌肉。

《简要济众》治癣疮久不瘥。羊蹄根，捣，绞取汁，用调腻粉少许，如膏，涂傅癣上，三五遍，即瘥。如干，即猪脂调和，傅之。

《鬼遗方》治疥癣。松胶香，研细，约酌入少轻粉，滚令匀。凡疥癣上，先用油涂了，擦末，一日便干，顽者三两度。

《圣惠方》治癣湿痒。用楮叶半斤，细切，捣烂，傅癣上。

《杨氏产乳》疗疮疥。烧竹叶为末，以鸡子白和之，涂上，不过三四次，立瘥。

《十全方》治疥疮。巴豆十粒，火炮过黄色，去皮膜。右顺手，研如面，入酥少许，腻粉少许，同研匀。爪破，以竹篦子点药，不得落眼里及外肾上。如熏炙着外肾，以黄丹涂，甚妙。

《经验方》治五般疮癣。以韭根，炒存性，旋捣末，以猪脂油调，傅之。三度，瘥。

《千金方》疗漆疮。用汤渍①芒硝，令浓，涂之，干即

---
① 渍：原作"溃"，据《四库全书》本改。

易之。

谭氏，治漆疮。汉椒汤洗之，即愈。

《千金翼》治漆疮。羊乳傅之。

《集验方》治漆疮。取莲叶干者一斤，水一斗，煮取五升，洗疮上，日再，瘥。

《斗门方》治漆咬。用韭叶研，傅之。《食医心镜》同。

《千金方》主大人小儿，风瘙瘾疹，心迷闷。方：巴豆二两，捶破，以水七升，煮取三升，以帛染拭之。

《外台秘要》涂风疹。取枳实，以醋渍令湿，火炙令热，适寒温用，熨上即消。

《斗门方》治瘾疹。楝皮，浓煎，浴之。

《梅师方》治一切疹。以水煮枳壳为煎，涂之。干，即又涂之。

又方：以水煮芒硝，涂之。

又，治风瘾疹。方：以水煮蜂房，取二升，入芒硝，傅上，日五度，即瘥。

《圣惠方》治风瘙瘾疹，遍身痒成疮。用蚕沙一升，水二斗，煮取一斗二升，去滓，温热得所，以洗之，宜避风。

《千金翼》疗丹^①瘾疹。方：酪和盐热煮，以摩之，手下消。

又主大人小儿风疹。茱萸一升，酒五升，煮取一升，帛染拭之。

初虞世，治皮肤风热，遍身生瘾疹。牛蒡子、浮萍，等分。以薄荷汤调下二钱，日二服。

---

① 丹：疑"风"之误。

《经验后方》治肺毒疮如大风疾。绿云散：以桑叶好者，净洗过，熟蒸一宿后，日干，为末，水调二钱匕，服。

《肘后方》治卒得浸淫疮，转有汁，多起于^①心，不^②早治之，续身周匝则杀人。以鸡冠血傅之，瘥。

又方：疗大人小儿，卒得月蚀。方：于月望夕，取兔屎，及纳虾蟆腹中，合烧为灰，末，以傅疮上，瘥。

《集验方》疗月蚀疮。虎头骨二两，捣碎，同猪脂一升，熬成膏，黄，取涂疮上。

《圣惠方》治反花疮。用马齿苋一斤，烧作灰，细研，猪脂调，傅之。

又方：治诸疮胬肉，如蚁，出数寸。用硫黄一两，细研，胬肉上薄涂之，即便缩。

《鬼遗方》治一切疮肉出。以乌梅烧为灰，研末，傅上，恶肉立尽，极妙。

《简要济众方》傅疮药。黄药子四两，为末，以冷水调傅疮上。干，即旋傅之。

《兵部手集》治服丹石人，有热疮，疼不可忍。方：用纸环围肿处，中心填硝石令满匙，抄水淋之。觉其不热，疼即止。

治头疮，及诸热疮。先用醋少许，和水，净洗去痂，再用温水洗裹^③，干。百草霜细研，入腻粉少许，生油调涂，立愈。

治恶疮。唐人，记其事云：江左，尝有商人，左膊上有疮

---

① 于：原脱，据《重修政和经史证类备用本草》卷第十九禽部三品总五十六种"诸鸡"条补。

② 不：原脱，据《重修政和经史证类备用本草》卷第十九禽部三品总五十六种"诸鸡"条补。

③ 裹：原作"裏"，据《四库全书》本改。

如人面，亦无它苦。商人戏滴酒口中，其面亦赤色，以物食之，亦能食，食多则宽，膊内肉胀起，或不食之，则一臂痹。有善医者，教其历试诸药，金石草木之类，悉试之，无。苦至贝母，其疮乃聚眉闭口。商人喜曰：此药可治也。因以小苇筒，毁其口，灌之，数日成痂，遂愈。然不知何疾也。谨按：《本经》主金疮。此岂金疮之类软？

治卒得癞皮毛变黑方第四十

癞病方。初觉皮肤不仁，或淫淫苦痒，如虫行，或眼前见物，如垂丝，或瘾疹赤黑。此即急疗，蛮夷酒，佳善。

疗白癞。苦参五斤，酒三斗，渍，饮勿绝。并取皮、根，末，服，效验。

又方：艾千茎，浓煮，以汁渍曲作酒，常饮使醺醺。姚同。

姚方，大蝮蛇一枚，切勿令伤，以酒渍之。大者一斗，小者五升。以糠火温，令□□① 取蛇一寸许，以腊月猪膏和，傅疮，瘥。

亦疗鼠瘘，诸恶疮。苦参二斤，露蜂房二两，曲二斤。水三斗，渍药二宿，去滓，黍米二升，酿熟，稍饮，日三。一方加猬皮，更佳。

附方：

《圣惠方》治大风，癞疾，骨肉疽败，百节疼酸，眉鬓堕落，身体习习痒痛。以马先蒿，细锉，炒为末，每空心及晚食前，温酒调下二钱匕。

---

① □□：原缺，《四库全书》本作“熟，乃”，《外台秘要方》卷三十“白癞方五首”条作“酒尽，稍稍”，存参。

又方：治大风疾，令眉鬓再生。用侧柏叶，九蒸九曝，捣，罗为末，炼蜜和丸如梧桐子大，日三服，夜一服。熟水下五丸十丸，百日即生。

又方：治大风，头面髭发脱落。以桑柴灰，热汤淋取汁，洗头①面。以大豆水，研取浆，解泽灰味，弥佳。次用熟水入绿豆，□□□②取净，不过十度，良。三日一沐头，一日一洗面。

又方：治白癜。用马鞭草，不限多少，为末，每服食前，用荆芥薄荷汤，调下一钱匕。

《食疗》治癞。可取白蜜一斤。生姜二斤，捣取汁。先称铜铛，令知斤两，即下蜜于铛中，消之。又秤知斤两，下姜汁于蜜中，微火煎，令姜汁尽。秤蜜，斤两在，即休，药已成矣。患三十年癞者，平旦服枣许大一丸，一日三服，酒饮任下，忌生冷、醋、滑臭物。功用甚多，活人众矣，不能一一具之。

《外台秘要》治恶风疾。松脂，炼，投冷水中二十次，蜜丸，服二两，饥即服之，日三。鼻柱断离者三百日瘥。断盐及房室。

《抱朴子》云：赵瞿病癞，历年医，不瘥。家乃赍粮，弃送于山穴中。瞿自怨不幸，悲叹涕泣。经月，有仙人经穴见之，哀之，具问其详。瞿知其异人也，叩头自陈乞命。于是仙人取囊中药，赐之，教其服。百余日，疮愈，颜色悦，肌肤润，仙人再过视之，瞿谢活命之恩，乞遗其方。仙人曰：此是松脂，

----

① 头：原脱，据《重修政和经史证类备用本草》卷第十三木部中品总九十二种"桑根白皮"条补。

② □□□：原缺，明正统《道藏》本作"去皮"，《重修政和经史证类备用本草》卷第十三木部中品总九十二种"桑根白皮"条作"面濯之"，存参。

彼中极多，汝可炼服之，长服身转轻力百倍，登危涉险，终日不困。年百岁，齿不堕，发不白，夜卧常见有光，大如镜。

《感应神仙传》云：崔言者，职隶左亲骑军。一旦得疾，双眼昏，咫尺不辨人物，眉发自落，鼻梁崩倒，肌肤有疮如癣，皆谓恶疾，势不可救。因为洋州骆谷子，归寨，使遇一道流，自谷中出，不言名姓，授其方，曰：皂角刺一二斤，为灰，蒸，久晒，研为末。食上浓煎大黄汤，调一钱匕。服一旬，鬓发再生，肌肤悦润，愈，眼目倍常明。得此方后，却入山不知所之。

《朝野佥载》云：商①州有人患大风，家人恶之。山中为起茅屋，有乌蛇坠酒罂中。病人不知，饮酒渐瘥。罂底尚有蛇骨，方知其由也。用道谨按：李肇《国史补》云：李舟之弟，患风，或说蛇酒治风，乃求黑蛇，生置瓮中，酝以曲糵②，数日蛇声不绝。及熟，香气酷烈，引满而饮之。斯须，悉化为水，唯毛发存焉。《佥载》之说，恐不可轻用。

治卒得虫鼠诸瘘方第四十一_{后有瘰疬}

姚云：凡有肿，皆有相主，患者宜检本方，多发头两边，累累有核。

姚方：鼠瘘肿核，痛未成脓。方：以柏叶傅着肿上，熬盐着叶上，熨令热气下，即消。

葛氏，卒得鼠瘘，有瘰疬未发疮，而速热者，速疗。方：捣乌鸡足，合③车前草，傅之。

---

① 商：原作"啇"，据《四库全书》本改。

② 糵：原作"蘖"，据《四库全书》本改。

③ 合：原作"若"，据《四库全书》本改。

若已有核，脓血出者。以热牛屎涂之，日三。

又方：取白鲜皮，煮服一升，当吐鼠子。

又方：取猫狸一物，料理作羹如食法。空心进之，鼠子死出，又当生吞，其功弥效。

又方：取鼠中者一枚，乱发如鸡子大，以三岁腊月猪脂煎之，令鼠骨、肉及发消尽。半涂之，半酒服，鼠从疮中出。姚云：秘不传之法。

刘涓子，鼠瘘。方：以龟壳、甘草炙、桂心、雄黄、干姜、狸骨炙，六物分等。捣，下蜜和，纳疮中，无不瘥。先灸作疮，后与药，良。

又方：柞木皮五升，以酒一斗，合煎，熟，出皮，煎汁令得二升，服之尽。有宿肉出，愈。

又瘘疮生①肉膏。楝树白皮、鼠肉、当归各二两，薤白三两，生地黄五两，腊月猪脂三升，煎膏成，傅之，孔上令生肉。

葛氏，若疮多而孔小，是蚁瘘。方：烧鲮②鲤甲，猪膏和，傅。

又方：烧蜘蛛二七枚，傅，良。

又，瘘。方：煎桃叶枝作煎，净洗疮了，纳孔中，大验方。

葛氏，若着口里。东行楝根，细锉，水煮，取清汁含之，数吐，勿咽③。

---

① 生：原作"坐"，据《四库全书》本改。

② 鲮：原作"鳢"，据《重修政和经史证类备用本草》卷第二十二虫部下品总八十一种"鲮鲤甲"条改。

③ 若着口里……勿咽：此段文字，《重修政和经史证类备用本草》卷第十四木部下品总九十九种"楝实"条作"治瘘若着口里。东行楝根，细锉，水煮浓汁，含之数口，吐，勿咽"，存参。

肉^①瘘。方：槐白皮，捣，丸，绵裹，纳下部中，傅，效。

鼠瘘。方：石南、生地黄、雌黄、茯苓、黄连各二两。为散，傅疮上，日再。

又方：矾石三分，烧；斑蝥一分，炙，去头足。捣下，用醋和，服半匕，须臾，瘘虫从小便中出。《删繁方》。

附方：

《肘后方》治风瘘。露蜂房一枚，炙令黄赤色，为末。每用一钱，腊月猪脂匀调，傅疮上。

《千金方》治鼠瘘。以鸡子一枚，米下，熬半日，取出黄，熬令黑。先拭疮上汁，令干，以药纳疮孔中，三度，即瘥。

《千金翼》治蚁瘘。取鲮鲤甲二七枚，末，猪膏和，傅之。

《圣惠方》治蝼蛄瘘。用槲叶，烧灰，细研。以泔别浸槲叶，取洗疮，拭之。纳少许灰于疮中。

又方：治一切瘘。炼成松脂，末，填疮孔令满，日三四度用之。

治卒阴肿痛颓卵方第四十二

葛氏，男子阴卒肿痛。方：灸足大指第二节下横纹理正中央五壮，佳。姚云：足大指本，三壮。

又方：桃核中仁，熬，末，酒服如弹丸。姚云：不过三。

又方：灶中黄土，末，以鸡子黄和，傅之。蛇床子，末，和鸡子黄，傅之，亦良。

又方：捣芜菁根，若马鞭草，傅，并良。姚同。

---

① 肉：《重修政和经史证类备用本草》卷第十二木部上品总七十二种"槐实"条作"内"，存参。

又方：鸡翮六枚，烧，并蛇床子末，分等，合服。少随卵左右，傅卵，佳。姚方：无蛇床子。

小儿阴疝，发时肿痛。依仙翁前灸法，随左右灸，瘥。

随痛如刺。方：但服生射干汁取下，亦可服丸药下之。云：作走马汤，亦在尸注中有。

阴丸卒缩入腹，急痛欲死，名阴疝。狼毒四两，防风二两，附子三两。炼①蜜丸，服三丸，如桐子大，日夜三度②。

阴茎肿③，卒痛不可忍。雄黄、矾石各二两，甘草一尺。水五升，煮取二升，渍。姚云：疗大如斗者。

葛氏，男子阴疮损烂。煮黄柏洗之，又白蜜涂之。

又方：黄连、黄柏，分等，末之。煮取肥猪肉汁，渍疮，讫，粉之。姚方：蜜煎甘草，末，涂之。比者见有阴头肿，项下疮，欲断者，猪肉汁渍。依姚方，即神效。

阴蚀欲尽者。虾蟆、兔屎，分等，末，勃疮上。

阴痒汗④出。嚼生大豆黄，涂之。亦疗尿灰疮。

姚疗阴痒生疮。嚼胡麻，涂之。

葛疗阴囊下湿痒，皮剥。乌梅十四枚，钱四十文，三指撮盐，苦酒一升，于铜器内总渍九日，日洗之。又煮槐皮若黄柏汁，及香叶汁，并良。

---

① 炼：原作"烧"，据文义改。

② 狼毒四两……日夜三度：《外台秘要方》卷二十六"阴疝肿缩方一首"条作"狼毒四两，炙；防葵一两；附子二两，炮。上三味捣筛，蜜和丸如梧子，酒服三丸，日三夜二"，存参。

③ 肿：原作"中"，据文义改。

④ 汗：原作"汁"，据《重修政和经史证类备用本草》卷第二十五米谷部中品总二十三种"生大豆"条改。

疗人阴生疮，脓①出臼。方：高昌白矾一小两，捣细；麻仁，等分，研；炼猪脂一合。于瓷器中，和搅如膏。然后取槐白皮，切作汤，以洗疮上，拭令干，即取膏涂上，然后以楸叶贴上，不过三。

又阴疮有二种，一者作臼脓出，曰阴蚀疮。二者但亦作疮，名为热疮。若是热，即取黄柏一两，黄芩一两，切，作汤洗之。仍取黄连、黄柏，作末，傅之。

女子阴中②疮。末硫黄，傅上。姚同。又烧杏仁，捣，涂之。

又方：末雄黄、矾石各二分，麝香半分。捣，傅。姚同。

若阴中痛。矾石二分，熬；大黄一分；甘草半分。末，绵裹如枣，以导之，取瘥。

若有息肉突出。以苦酒三升，渍乌喙五枚，三日，以洗之，日夜三四度。

若苦痒，搔之痛闷。取猪肝炙热，纳阴中，当有虫着肝。

小儿秃疮③。方：取白头翁根，捣，傅一宿，或作疮，二十日愈。

灸颓。但灸其上，又灸茎上，又灸白④小腹脉上，及灸脚大指正⑤中，各⑥一壮。又灸脚⑦小指头，随颓左右着灸。

姚氏方：杨柳枝如足大指大，长三尺，二十枚。水煮，令

---

① 脓：原作"浓"，据《四库全书》本改。
② 中：原脱，据《外台秘要方》卷三十四"阴中疮方五首"条补。
③ 疮：原脱，据《本草纲目》草部第十二卷"白头翁"条补。
④ 白：此字，《普济方》卷四百二十二针灸门"癞疝"篇无，存参。
⑤ 正：原作"三"，据《普济方》卷四百二十二针灸门"癞疝"篇改。
⑥ 各：原作"灸"，据《普济方》卷四百二十二针灸门"癞疝"篇改。
⑦ 脚：原脱，据《普济方》卷四百二十二针灸门"癞疝"篇补。

极热，以故布①及毡掩肿处，取热柳枝，更互②拄之，如此取得瘥，止。

又卵㿗。熟捣桃仁，傅之。亦疗妇人阴肿，燥即易之。

《小品》牡丹散，疗㿗偏大，气胀。方：牡丹、防风、桂心、豉熬、铁精，分等。合捣下，服方寸匕。小儿一刀圭，二十日愈，大良。婴儿以乳汁和，如大豆，与之。

不用药法，疗㿗必瘥。方：令病人自把糯米饼子一枚，并皂荚刺一百个，就百姓间坐社处。先将皂荚刺分合社人、社官、三老已下，各付一针，即出饼子示人。从头至尾，皆言。从社官已下，乞针捶。社人问云："捶何物？"病人云："捶人魁。"周匝总遍讫，针并插尽，即时饼却到家，收掌于一处，饼干，㿗不觉自散，永瘥，极神效。

附方：

《千金方》有人阴冷，渐渐冷气入，阴囊肿满，恐死，日夜疼闷不得眠。取生椒择之，令净，以布帛裹着丸囊，令厚半寸，须臾热气大通，日再易之。取消，瘥。

又《外台秘要方》煮大蓟根汁，服之，立瘥。

《梅师方》治卒外肾偏肿疼痛。大黄末，和醋涂之，干即易之。

又方：桂心末，和水调方寸匕，涂之。

又方：治卒外肾偏疼。皂荚和皮为末，水调，傅之，良。

《初虞世方》治水癞偏大，上下不定疼痛。牡蛎不限多少，

---

① 布：原作"纸"，据《外台秘要方》卷二十六"疝气及癞方六首"条改。

② 互：原作"取"，据《外台秘要方》卷二十六"疝气及癞方六首"条改。

盐泥固济，炭三斤，煅令火尽，冷取二两；干姜一两。炮上为细末，用冷水调，稀稠得所，涂病处。小便利，即愈。

《经验方》治丈夫本脏气伤，膀胱连小肠等气。金铃子一百个，温汤浸过；去皮巴豆二百个，捶微破；麸二升。同于铜锅内炒，金铃子，赤熟为度，放冷取出，去核为末，每服三钱。非时，热酒、醋汤调，并得。其麸，巴豆不用也。

《外台秘要》治膀胱气急，宜下气。芫青捣，和食盐末，二物等分。以绵裹如枣大，纳下部，或下水恶汁，并下气，佳。

又治阴下湿。吴茱萸一升，水三升，煮三沸，去滓，洗，痒瘥。

又治阴头生疮。以蜜煎甘草，涂之，瘥。

《千金方》治丈夫阴头痈，师所不能治。乌贼鱼骨末，粉傅之，良。

又，《千金翼方》鳖甲一枚，烧令末，以鸡子白和，傅之，良。

卷之六　　　陞六

治目赤痛暗昧刺诸病方第四十三

华佗[1]禁方：令病人自用手两指，擘所患眼，垂空咒之，曰："匹匹，屋舍狭窄，不容宿客。"即出也。

《伤寒方》末，亦有眼方。姚方。目中冷泪出眦，赤痒，乳汁煎方。黄连三分，蕤仁二分，干姜四分。以乳汁一升，渍一宿，微火煎取三合，去滓，取米大，傅眦。

睛为所伤损破。方：牛口涎[2]，日二点，避风。黑睛破，亦瘥。

附方：

《范汪[3]方》主目中泪出，不得开，即刺痛。方：以盐如大豆许，纳目中，习习去盐，以冷水数洗目，瘥。

《博济方》治风毒上攻，眼肿痒涩，痛不可忍者，或上下睑[4]眦，赤烂浮翳，瘀肉侵睛。神效驱风散：五倍子一两，蔓

---

① 佗：原作"他"，据《四库全书》本改。

② 牛口涎：原作"牛旋"，据《本草纲目》兽部第五十卷"牛"条改。"旋"字乃"涎"字音近之误。

③ 汪：原作"注"，据文义改。

④ 睑：原作"脸"，据文义改。

荆子一两半。同杵末，每服二钱，水二盏，铜石器内煎及一盏，澄滓，热淋洗。留滓二服，又依前煎淋洗。大能明眼目，去涩痒。

《简要济众》治肝虚目睛[①]疼，冷泪不止，筋脉痛，及眼羞明怕日。补肝散：夏枯草半两，香附子一两。共为末，每服一钱，蜡茶调下，无时。

《圣惠方》治眼痒急，赤涩。用犬胆汁，注目中。

又方：治风赤眼。以地龙十条，炙干，为末。夜卧，以冷茶调下，二钱匕。

又方：治伤寒热，毒气攻眼，生白翳[②]。用乌贼鱼骨二两，不用大皮，杵末，入龙脑少许，更研令细，日三四度，取少许点之。

又方：治久患内障眼。车前子、干地黄、麦门冬，等分。为末，蜜丸如梧桐子大，服屡效。

治目。方：用黄连多矣，而羊肝丸尤奇异。取黄连末一大两，白羊子肝一具，去膜。同于砂盆内研，令极细，众手捻为丸，如梧桐子，每食以暖浆水吞二七枚，连作五剂，瘥。但是诸眼目疾，及障翳，青盲，皆主之。禁食猪肉及冷水。刘禹锡云：有崔承元者，因官治一死罪囚出活之。因后数年，以病自致死。一旦，崔为内障所苦，丧明。逾年后，半夜叹息独坐时，闻阶除间悉窣之声，崔问："为谁？"曰："是昔所蒙活者囚，今故报恩至此。"遂以此方告讫而没。崔依此合服，不数月，眼复明。因传此方于世。

---

① 睛：原作"晴"，据《四库全书》本改。
② 翳：原作"瞖"，据《四库全书》本改。

又方：今医家洗眼汤。以当归、芍药、黄连，等分，锉[①]细，以雪水，或甜水，煎浓汁，乘热洗，冷即再温，洗。甚益眼目，但是风毒，赤目，花翳等，皆可用之。其说云：凡眼目之病，皆以血脉凝滞使然，故以行血药，合黄连治之。血得热即行，故乘热洗之。用者无不神效。

又方：治雀目不计时月。用苍术二两，捣，罗为散，每服一钱。不计时候，以好羊子肝一个，用竹刀子批破，糁药在内，麻绳缠定，以粟米泔一大盏，煮熟为度，患人先熏眼，药气绝即吃之。《简要济众》治小儿雀目。

《梅师方》治目暗，黄昏不见物者。以青羊肝切，淡醋食之，煮亦佳。

又方：治眼睛无故突一二寸者。以新汲水灌渍睛中，数易水，睛自入。

崔元亮《海上方》，著此三名，一名西国草，一名毕楞伽，一名覆盆子，治眼暗不见物，冷泪浸淫不止，及青盲，天行目暗等。取西国草，日曝干，捣令极烂，薄绵裹之，以饮男乳汁中浸，如人行八九里久。用点目中，即仰卧，不过三四日，视物如少年。禁酒、油、面。

《千金方》点小儿，黑花眼翳涩痛。用贝齿一两，烧作灰，研如面，入少龙脑，点之，妙。

又方：常服，明目洞视。胡麻一石，蒸之三十遍，末，酒服，每日一升。

又方：古方明目黑发。槐子于牛胆中渍，阴干百日，食后吞一枚。十日身轻，三十日白发黑，百日内通神。

---

① 锉：原作"停"，据《秘传眼科龙木论》卷之九诸方辨论药性"草部"条改。

孙真人食忌，主眼有翳。取芒硝一大两，置铜器中，急火上炼之，放冷后，以生绢细罗，点眼角中。每夜欲卧时，一度点，妙。

《经验方》退翳明目。白龙散：马牙硝光净者，用厚纸裹，令按实，安在怀内着肉处，养一百二十日，取出，研如粉，入少龙脑，同研细。不计年岁深远，眼内生翳膜，渐渐昏暗，远视不明，但瞳仁不破散，并医得。每点，用药末两米许，点目中。

又方：治内外障眼。苍术四两，米泔浸七日，逐日换水后，刮去黑皮，细切，入青盐一两，同炒，黄色为度，去盐不用；木贼二两，以童子小便浸一宿，水淘，焙干。同捣为末，每日不计时候，但饮食蔬菜，纳，调下一钱匕，服甚验。

《经验后方》治虚劳眼暗。采三月蔓荆花，阴干，为末。以井花水，每空心调下二钱匕，久服长生，可读夜书。

《外台秘要》主目翳及胬①肉。用矾石最白者，纳一黍米大，于翳上及胬肉上，即冷泪出，绵拭之，令恶汁尽，其疾日日减，翳自消薄，便瘥。矾石须真白好者，方可使用。

又补肝散，治三十年失明。蒺藜子，七月七日收，阴干，捣散，食后，水服方寸匕。

又疗盲。猪胆一枚，微火上煎之，可丸如黍米大，纳眼中，食顷，良。

又方：治翳如②重者。取猪胆白皮曝干，合作小绳子如粗钗股大，烧作灰，待冷，便以灰点翳上，不过三五度，即瘥。

---

① 胬：原作"努"，据《重修政和经史证类备用本草》卷第六玉石部上品总七十三种"矾石"条改。下文诸如此义，径改，不另出注。

② 如：《四库全书》本作"加"，存参。

又方：轻身，益气，明目。芜菁子一升，水九升，煮令汁尽，日干。如此三度，捣末，水服方寸匕，日三。

《斗门方》治火眼。用艾烧，令烟起，以碗盖之，候烟上碗成煤，取下，用温水调化，洗火眼，即瘥。更入黄连，甚妙。

《广利方》治眼筑损，瘀肉出。生杏仁七枚，去皮，细嚼，吐于掌中，及热，以绵裹箸①头，将点瘀肉上，不过四五度，瘥。

《药性论》云：空心，用盐揩齿，少时吐水中，洗眼，夜见小字，良。

顾含养嫂失明，含尝药视膳，不冠不食。嫂目疾，须用蚺蛇胆，含计尽求不得。有一童子，以一盒②授含。含开，乃蚺蛇胆也。童子出门，化为青鸟而去。嫂目遂瘥。

治卒耳聋诸病方第四十七

葛氏，耳卒聋。取鼠胆，纳耳内，不过三，愈。有人云：侧卧，沥一胆尽，须臾，胆汁从下边出，初出益聋，半日顷，乃瘥。治三十年老聋。

又方：巴豆十四枚，捣。鹅脂半两，火镕，纳巴豆，和取如小豆，绵裹，纳耳中，瘥，日一易。姚云：瘥三十年聋。

若卒得风，觉耳中恍恍者。急取盐七升，甑蒸使热，以耳枕盐上，冷复易。亦疗耳卒疼痛，蒸熨。

又方：瓜蒌根，削，令可入耳，以腊月猪脂煎，三沸，出，塞耳，每日作，三七日，即愈。

---

① 箸：原作"筋"，据《四库全书》本改。

② 盒：原作"合"，据《四库全书》本改。

姚氏，耳痛有汁出。方：熬杏仁，令赤黑，捣如膏，以绵裹塞耳，日三易，三日即愈。

聤耳，耳中痛，脓血出。方：月下灰，吹满耳，令深入无苦，即自出。

耳聋。菖蒲根丸：菖蒲根一寸；巴豆一粒，去皮、心。二物合捣，筛，分作七丸，绵裹，卧即塞，夜易之，十日立愈。黄汁，立瘥[1]。

耳中脓血出。方：细附子末，以葱涕和，灌耳中，良。单葱涕亦佳，侧耳令入耳。

耳中常鸣。方：生地黄切，以塞耳，日十数易。

《小品》疗聤耳，出脓汁。散方：矾石二两，烧；黄连一两；乌贼鱼骨一两。三物为散，即如枣核大，绵裹塞耳，日再易。更加龙骨。

耳聋。巴豆丸：巴豆一枚，去心、皮；斑蝥一枚，去翅足。二物合捣，筛，绵裹塞耳中，再易甚验。云：此来所用，则良。

又方：磁石、菖蒲、通草、熏陆香、杏仁、蓖麻、松脂，捣，筛为末，分等，蜡及鹅脂和，硬和为丸，稍长，用钗子穿心为孔。先去耳塞[2]，然后纳于药，日再，初着痒，及作声，月余总瘥。殿中侯监，效。

耳卒痛，蒸盐熨之。

痛不可忍，求死者。菖蒲、附子各一分，末，和乌麻油，

---

① 绵裹……立瘥：《外台秘要方》卷二十二"耳聋方二十二首"条作"以绵裹，塞耳中，日别一丸，取瘥。又菖蒲散，方：菖蒲二两；附子二两，炮。上二味捣筛，以苦酒和丸如枣核许，绵裹，卧即塞耳中，夜一易之。十日有黄水出，便瘥"，存参。

② 塞：《外台秘要方》卷二十二"耳聋方二十二首"条作"中垢"，义同，存参。

炼，点耳中，则立止。

聤耳，脓血出。车辖脂，塞耳中，脓血出尽，愈。

附方：

《肘后方》疗耳卒肿，出脓水。方：矾石烧末，以笔管吹耳内，日三四度，或以绵裹塞耳中，立瘥。

《经验方》治底耳。方：用桑螵蛸一个，慢火炙，及八分熟，存性，细研，入麝香一字为末，糁在耳内。每用半字，如神效。如有脓，先用绵包子捻去，次后糁药末入耳内。

又方：治耳卒聋。巴豆一粒，蜡裹针刺，令通透，用塞耳中。

《梅师方》治耳久聋。松脂三两，炼；巴豆一两。相和，熟捣可丸，通过以薄绵裹，纳耳孔中塞之，日一度易。

《圣惠方》治肾气虚损，耳聋。用鹿肾一对，去脂膜，切。于豉汁中，入粳米二合，和，煮粥，入五味之法调和，空腹食之①。令之作羹及酒，并得。

杜壬方，治耳聋，因肾虚所致，十年内一服愈。蝎至小者四十九枚；生姜如蝎大，四十九片。二物铜器内炒，至生姜干为度。为末，都作一服。初夜温酒下，至二更尽，尽量饮酒，至醉不妨。次日耳中如笙簧，即效。

《胜金方》治耳聋，立效。以干地龙，入盐，贮在葱尾内，为水点之。

《千金方》治耳聋。以雄黄、硫黄，等分。为末，绵裹，塞耳中。

又方：酒三升，渍，牡荆子一升，碎之，浸七日，去滓，

――――――――――

① 食之：原脱，据《重修政和经史证类备用本草》卷第十七兽部中品总一十七种"鹿茸"条补。

任性服尽，三十年聋，瘥。

又方：以醇酢，微火煎附子，削令尖，塞耳，效。

《外台秘要》治聋。芥子捣碎，以人乳调和，绵裹，塞耳，瘥。

《杨氏产乳方》疗耳鸣，无昼夜。乌头烧作灰、菖蒲，等分。为末，绵裹，塞耳中，日再用，效。

治耳为百虫杂物所入方第四十八

葛氏，百虫入耳。以好酒灌之，起行自出。

又方：闭气，令人以芦吹一耳。

又方：以桃叶火熨①塞两耳，立出。

蜈蚣入耳。以树叶，裹盐灰令热，以掩耳，冷复易，立出。

蚰蜒入耳。熬胡麻，以葛囊贮，枕之。虫闻香则自出。

蚁入耳。炙猪脂，香物，安耳孔边，即自出。

《神效方》蚰蜒入耳。以牛酪，灌满耳，蚰蜒即出，出当半销。若入腹中，空腹食好酪一二升，即化为黄水而出。不尽，更作服。手用神验无比，此方是近得。

又方：小鸡一只，去毛足，以油煎，令黄，箸穿作孔，枕之。

又方：取蚯蚓，纳葱叶中，并化为水，滴入耳中，蚰蜒亦化为水矣。

附方：

《胜金方》主百虫入耳，不出。以鸡冠血，滴入耳内，

---

① 火熨：原脱，据《外台秘要方》卷二十二"虫入耳方九首"条补。

即出。

又《千金方》捣韭汁，灌耳中，瘥。

又方：治耳中有物，不可出。以麻绳，剪令头散，傅好胶，着耳中物上粘之，令相着，徐徐引之，令出。

又《梅师方》取车釭脂，涂耳孔中，自出。

《续十全方》治虫入耳。秦椒末一钱，醋半盏，浸良久，少少灌耳，虫自出。

《外台秘要》《肘后》治蚁入耳。烧鲮鲤甲末，以水调，灌之，即出。

刘禹锡《传信方》治蚰蜒入耳。以麻油作煎饼，枕卧，须臾，蚰蜒自出而瘥。李元淳尚书，在河阳日，蚰蜒入耳，无计可为，半月后，脑中洪洪有声，脑闷不可彻，至以头自击门柱，奏疾状危极，因发御药以疗之，无瘥者。为受苦不念生存，忽有人献此方，乃愈。

《兵部手集》治蚰蜒入耳。小蒜汁，理一切虫入耳，皆同。

钱相公《箧中方》治百节蚰蜒并蚁入耳。以苦醋注之，起行，即出。

《圣惠方》治飞蛾入耳。酱汁灌入耳，即出。又，击铜器于耳旁。

《经验方》治水入耳。以薄荷汁，点，立效。

治卒食噎不下方第四十九

葛氏方，取少蜜含之，即立下。

又方：取老牛涎沫如枣核大，置水中，饮之。终身不复患噎也。

附方：

《外台秘要》治噎。羚羊角屑一物，多少自在，末之，饮服方寸匕。亦可以角摩噎上，良。

《食医心镜》治卒食噎。以陈皮一两，汤浸去瓤，焙为末，以水一大盏，煎取半盏，热服。

《圣惠方》治膈气，咽喉噎塞，饮食不下。用碓嘴上细糠，蜜丸弹子大，非时，含一丸，咽津。

《广五行记》云：永徽中，绛州僧，病噎不下食，告弟子，吾死之后，便可开吾胸喉，视有何物，言终而卒。弟子依言而开，视胸中，得一物，形似鱼，而有两头，遍体是肉鳞。弟子置器中，跳跃不止。戏以诸味，皆随化尽。时夏中，蓝多作淀，有一僧以淀置器中，此虫遂绕器中走，须臾，化为水。

治卒诸杂物鲠不下方第五十

食诸鱼骨鲠。以鱼骨于头上，立即愈。下云：磬欬，即出。

又方：小嚼薤白，令柔，以绳系[①]中，持绳端，吞薤到鲠处，引之，鲠当随出。

疗骨鲠。白雄鸡左右翮、大毛各一枚，烧末，水服一刀圭也[②]。仍取所余者骨，左右手反覆掷背后，立出。

杂物鲠。方：解衣带，目窥下部，不下，即出。

又方：好蜜，以匕抄，稍稍咽之，令下。

鱼骨鲠在喉中，众法不能去者。方：取饴糖，丸如鸡子黄

---

① 系：原作"挈"，《四库全书》本作"繫"，皆为"繫"的讹字，据改。

② 白雄鸡……水服一刀圭也：原脱，据《外台秘要方》卷八"诸骨哽方三十五首"条补。

大，吞之。不去，又吞，以渐大作丸，用得效。

附方：

《斗门方》治骨鲠。用鹿角为末，含津咽下，妙。

《外台秘要》疗鲠。取虎骨为末，水服方寸匕。

又方：蝼蛄脑一物，吞。亦治刺不出，傅之，刺即出。

又方：口称"鸬鹚"，则下。

又《古今录验》疗鱼鲠骨横喉中，六七日不出。取鲤鱼鳞皮，合烧作屑，以水服之，则出。未出，更服。

《胜金方》治小儿、大人一切骨鲠，或竹木签，刺喉中不下。方：于腊月中，取鳜鱼胆，悬北檐下，令干。每鱼鲠，即取一皂子许，以酒煎化，温温呷。若得逆，便吐，骨即随顽涎出。若未吐，更吃温酒，但以吐为妙，酒即随性量力也。若未出，更煎一块子，无不出者。此药，但是鲠物，在脏腑中，日久痛，黄瘦甚者，服之皆出。若卒求鳜鱼不得，蠡鱼、鲩鱼、鲫鱼俱可。腊月收之，甚佳。

孟诜云：人患卒哑。取杏仁三分，去皮、尖，熬，别杵；桂一分。和如泥，取李核，用绵裹含，细细咽之，日五夜三。

治卒误吞诸物及患方第五十一

葛氏，误吞钗。方：取薤，曝令萎，煮使熟，勿切，食一大束，钗即随出。生麦菜若节①缕，皆可用。

误吞钉及箭，金针钱铁等物。方：多食肥羊脂，诸般肥肉等，自裹之，必得出。

------

① 节：《外台秘要方》卷八"杂误吞物方一十七首"条作"蓁"，《医心方》卷二十九"治误吞镮钗方第四十四"条作"薤蓟"，存参。

吞诸珠、珰、铁而鲠。方：烧弩铜，令赤，纳水中，饮其汁，立愈。

误吞钱。烧火炭末，服方寸匕，即出。《小品》同。

又方：服蜜三升，即出。

姚氏，食中吞发，绕喉不出。方：取梳头发，烧作灰，服一钱匕。

吞镮若指弧。烧鹅羽数枚，末，饮之。

吞钱。腊月米饧，顿服半升。

又方：浓煎艾汁，服效。

附方：

《圣惠方》治误吞银环子、钗子。以水银半两服之，再服，即出。

又方：治小儿误吞针。用磁石如枣核大，磨令光，钻作窍，丝穿，令含，针自出。

又方：治小儿误吞铜铁物，在咽喉内不下。用南烛根，烧，细研，熟水调一钱，下之。

钱相公《箧中方》疗误吞钱。以磁石，枣许大，一块，含之，立出。

又方：取艾蒿一把，细锉，用水五升，煎取一升，顿服，便下。

又，《外台秘要》取饴糖一斤，渐渐尽食之，环及钗便出。

又，《杨氏产乳》菜耳头一把，以水一升，浸水中十余度，饮水愈。

孙用和方，治误吞金银，或钱在腹内，不下。方：石灰一杏核大，硫黄一皂子大。同研为末，酒调下，不计时候。

姚氏方，治食中误吞发，绕喉不出。取己头乱发，烧作灰，服一钱匕，水调。

陈藏器云：故锯无毒，主误吞竹木入喉咽，出入不得者。烧令赤，渍酒中，及热饮，并得。

治面疱发秃身臭心昏鄙丑方第五十二

葛氏，疗年少气充，面生疱疮。胡粉、水银、腊月猪脂，和熟研，令水银消散。向暝，以粉面，晓拭去，勿水洗，至暝又涂之，三度，即瘥。姚方同。

又方：涂麋脂，即瘥。

又方：三岁苦酒，渍鸡子三宿，软，取白，以涂上。

隐居《效方》疱疮。方：黄连、牡蛎各二两。二物捣，筛，和水作泥，封疮上，浓汁粉之，神验。

冬葵散。冬葵子、柏子仁、茯苓、瓜瓣各一两。四物为散，食后，服方寸匕，日三，酒下之。

疗面及鼻酒齇。方：珍珠、胡粉、水银，分等。猪脂和，涂。又，鸬鹚屎，和腊月猪脂，涂。亦大验，神效。

面多䵟䵳，或似雀卵色者。苦酒煮术，常以拭面，稍稍自去。

又方：新生鸡子一枚，穿去其黄，以朱末一两纳中，漆固。别方，云：蜡塞，以鸡伏着，倒^①出，取涂面，立去而白。又别方，出西王母枕中，陈朝张贵妃常用膏方。鸡子一枚；丹砂二两，末之。仍云：安白鸡腹下伏之，余同。鸡子，令面皮急而光滑。丹砂，发红色。不过五度，傅面，面白如玉，光润照

---

① 倒：原作"例"，据《四库全书》本改。

人，大佳。

卒病后^①，面如米粉傅者。熬矾石，酒和涂之。姚云：不过三度。

又方：白蔹二分，杏仁半分，鸡屎白一分。捣下，以蜜和之，杂水以拭面，良。

疗人头面患疬疡。方：雄黄、硫黄、矾石，末，猪脂和，涂之。

又方：取生树木孔中蚛汁，拭之。末桂，和，傅上，日再三。

又方：蛇蜕皮，熟^②，以磨之数百度，令热，乃弃草中，勿顾。

疗人面体黎黑，肤色粗^③陋，皮厚状丑。细捣羚羊胫骨，鸡子白和，傅面，乾，以白粱^④米泔汁洗之。三日如素，神效。

又方：芜菁子二两，杏仁一两，并捣。破瓜蒌，去子，囊猪胰五具，淳酒和，夜傅之，寒月以为手面膏。别方，云：老者少，黑者白。亦可加土瓜根一两，大枣七枚，自渐白悦。姚方：猪胰五具，神验。

隐居《效验方》面黑令白，去黯。方：乌贼鱼骨、细辛、瓜蒌、干姜、椒各二两。五物切，以苦酒渍三日，以成。炼牛髓二斤，煎之，苦酒气尽，药成，以粉面，丑人特异鲜好，神妙方。

又，令面白如玉色。方：羊脂、狗脂各一升，白芷半升，

① 后：原作"余"，据《医方类聚》卷八十二头面门"《寿域神方》面疮部"篇改。

② 熟：《普济方》卷二百九十九上部疮门"颈疮"篇作"扰"，存参。

③ 粗：原作"麤"（粗、粗劣之义），据《四库全书》本改。

④ 粱：原作"梁"，据文义改。

甘草一尺，半夏半两，乌喙十四枚。合煎，以白器成①，涂面，二十日即变，兄弟不相识，何况余人乎？

《传效方》疗化面。方：珍珠屑、光明砂，并别熟研，冬瓜、杏②仁，各二两，亦研，水银四两。以四五重帛练袋子贮之铜铛中，醋浆微火煮之，一宿一日，堪用，取水银和面脂，熟研使消，乃合珠屑、砂，并瓜子末，更合调，然后傅面。

又疗人面无光润，黑黚及皱，常傅面脂。方：细辛、葳蕤、黄芪、薯蓣、白附子、辛夷、芎䓖、白芷各一两，瓜蒌、木兰皮各一分，成炼猪脂二升。十一物切之，以绵裹，用少酒渍之一宿，纳猪脂煎之，七上七下，别出一片白芷，纳煎，候白芷黄色成，去滓，绞，用汁以傅面。千金不传，此膏亦疗金疮，并吐血。

疗人黚，令人面皮薄如舜华。方：鹿角尖，取实白处，于平石上以磨之，稍浓取一大合。干姜一大两，捣，密绢筛，和鹿角汁，搅使调匀。每夜，先以暖浆水洗面，软帛拭之，以白蜜涂面，以手拍，使蜜尽，手指不黏③为尽，然后涂药。平旦，还以暖浆水洗，二三七日，颜色惊人。涂药不见风日，慎之。

又面上暴生黚。方：生杏仁，去皮，捣，以鸡子白和，如煎饼面，入夜洗面，干涂之，旦以水洗之，立愈。姚方云：经宿，拭去。

面上䵟䵴④子，化面，并疗，仍得光润皮急。方：土瓜根，

① 成：疑"盛"之误。
② 杏：原作"陈"，据《四库全书》本改。
③ 黏：原作"粘"，据文义改。
④ 䵟䵴：《重修政和经史证类备用本草》卷第九草部中品之下总七十八种"王瓜"条作"疿癗"，《古今图书集成医部全录》卷一百三十三面门作"痦癗"，存参。

捣，筛，以浆水和，令调匀。入夜，浆水以洗面，涂药，旦复洗之。百日光华射人，夫妻不相识。

葛氏服药取白。方：取三树桃花，阴干，末之。食前，服方寸匕，日三。姚云：并细腰身。

又方：白瓜子中仁五分，白杨皮二分，桃花四分。捣末，食后，服方寸匕，日三。欲白，加瓜子；欲赤，加桃花。三十日面白，五十日手足俱白。又一方，有橘皮三分，无杨皮。

又方：女菀三分，铅丹一分。末，以醋浆，服一刀圭，日三服。十日大便黑，十八十九日如漆，二十一日全白，便止。过此太白，其年过三十，难复疗。服药忌五辛。

又方：朱丹五两，桃花三两。末，井朝水，服方寸匕，日三服。十日知，二十日太白，小便当出黑汁。

又方：白松脂十分；干地黄九分；干漆五分，熬；附子一分，炮；桂心二分。捣，下筛，蜜丸，未食①服十丸，日三。诸虫悉出，便肥白。

又方：干姜、桂、甘草，分等，末之，且以生鸡子一枚，纳一升酒中，搅温，以服方寸匕。十日知，一月白光润。

又方：去黑。羊胆、猪胰、细辛，等分，煎三沸，涂面，明②旦醋浆洗之。

又方：茯苓、白石脂，分等。蜜和涂之，日三度。

服一种药，一月即得肥白。方：大豆黄炒，舂如作酱滓。取纯黄一大升，捣，筛，炼猪脂和令熟，丸，酒服二十丸，日再，渐加至三四十丸，服尽五升，不出一月，即大能食，肥白，试用之。

---

① 未食：原脱，据《医心方》卷二十六"美色方第二"条补。

② 明：原作"咽"，据《四库全书》本改。

疗人须鬓秃落，不生长。方：麻子仁三升，秦椒二合，置泔汁中一宿，去滓。日一沐，一月长二尺也。

又方：蔓荆子三分；附子二枚，碎。酒七升，合和，器中封二七日，泽沐，十日长一尺。勿近面上，恐有毛生。

又方：桑白皮，锉，三二升，以水淹煮五六沸，去滓。以洗须鬓，数数为之，即自不落。

又方：麻子仁三升，白桐叶一把。米泔煮五六沸，去滓，以洗之，数之则长。

又方：东行桑根，长三尺，中央当甑饭上蒸之，承取两头汁，以涂须鬓，则立愈。

疗须鬓黄。方：烧梧桐灰，乳汁和，以涂肤及须鬓，佳。

染发须，白令黑。方：醋浆煮豆，漆之，黑如漆色。

又方：先洗须发令净，取石灰、胡粉，分等。浆和温，夕卧涂，讫，用油衣包裹，明日洗去，便黑，大佳。

又拔白毛，令黑毛生。方：拔去白毛，以好白蜜傅①孔中，即生黑毛。眉中无毛，亦针挑伤，傅蜜亦毛生。比见诸人水取石子，研丁香汁，拔讫，急手傅，孔中亦即生黑毛，此法大神验。

若头风白屑，捡风条中方、脂泽等方，在此篇末。

姚方：疗黯。白蜜和茯苓，涂上，满七日，即愈。

又，疗面胡②粉刺。方：捣生菟丝③，绞取汁，涂之，不过

---

① 傅：原作"任"，据《四库全书》本改。

② 胡：《重修政和经史证类备用本草》卷第六草部上品之上总八十七种"菟丝子"条作"上"，《本草纲目》草部第十八卷"菟丝子"条作"疮"，存参。

③ 生菟丝：《本草纲目》草部第十八卷"菟丝子"条作"菟丝子苗"，存参。

三五上。

又，黑面。方：牯羊胆、牛胆，淳酒三升，合煮三沸，以涂面，良。

面上恶疮。方：黄连、黄柏、胡粉各五两，下筛，以粉面上疮。疮方并出本条中，患，宜检用之。

葛氏，疗身体及腋下狐臭。方：正旦，以小便洗腋下即不臭。姚云：大神验。

又方：烧好矾石，作末，绢囊贮，常以粉腋下，不过十度①。又用马齿、矾石，烧令汁尽，粉之，即瘥。

又方：青木香二两，附子一两，石灰一两。细末，着粉腋中，汗②出，即粉之。姚方：有矾石半两，烧。

又方：炊饭及热丸，以拭腋下臭，仍与犬食之，七日一如此，即瘥。

又方：煮两鸡子熟，去壳皮，各纳腋下，冷，弃三路口，勿反顾，三为之，良。

姚方：取牛脂、胡粉，合椒，以涂腋下，一宿即愈，可三两度作之，则永瘥。

又两腋下及手足掌、阴下、股里，常汗湿致臭。方：干枸杞根、干畜③根、甘草各④半两，干章陆、胡粉、滑石各一两。六物以苦酒和，涂腋下，当汗⑤出。易衣更涂，不过三傅，便

---

① 不过十度：原脱，据《外台秘要方》卷二十三"腋臭方三十七首"条补。

② 汗：原作"汁"，据《外台秘要方》卷二十三"腋臭方三十七首"条改。

③ 畜：《外台秘要方》卷二十三"漏腋方三首"条作"蔷薇"，存参。

④ 各：原脱，据文义补。

⑤ 汗：原作"汁"，据《外台秘要方》卷二十三"漏腋方三首"条改。

愈。或更发，复涂之。不可多傅，伤人，腋余处，亦涂之。

若股内、阴下，常湿且臭，或作疮者。方：但以胡粉一物^①，粉之，即瘥，常用验方。

隐居《效方》疗狐^②臭。鸡舌香^③、藿香、青木香、胡粉各二两，为散，纳腋下，绵裹之，常作，瘥。

令人香。方：白芷、熏草、杜若、杜蘅^④、藁本，分等。蜜丸为丸，旦^⑤服三丸，暮服四丸。二十日，足下悉香。云：大神验。

又方：瓜子、芎䓖、藁本、当归、杜蘅、细辛各二分，白芷、桂各五分。捣下，食后，服方寸匕，日三。服五日，口香。一十日，肉中皆香，神良。

《小品》又方：甘草、松树根及皮、大枣、甜瓜子，四物分等。末服方寸匕，日三。二十日觉效，五十日身体并香，百日衣服床帏皆香。姚同。

疗人心孔昏塞，多忘喜误。七月七日，取蜘蛛网，着领中，

---

① 物：原作"分"，据《外台秘要方》卷二十三"腋臭方三十七首"条改。

② 狐：原作"胡"，据《四库全书》本改。

③ 香：原脱，据《外台秘要方》卷二十三"腋臭方三十七首"条补。

④ 杜若、杜蘅：据《外台秘要方》，二者为两味不同的中药，而据《〈神农本草经〉辑注》，二者为同一味中药。因与《外台秘要方》内容一致，故从之。《外台秘要方》卷二十三"令人体香方四首"：《肘后》令人体香方：白芷，熏草，杜若，杜蘅，藁本（等分）。上五味末之蜜和。旦服如梧子三丸，暮服四丸。三十日足下悉香。"《〈神农本草经〉辑注》（马继兴主编，2013 年 8 月，人民卫生出版社）卷二"上药（上品）"："五十九杜若：杜若，一名杜蘅。"

⑤ 旦：此前原衍"但"字，据《外台秘要方》卷二十三"令人香方四首"条删。

勿令人知，则永不忘也。姚方同。

又方：丁酉日，密自至市买远志，着巾角中还。末服之，勿令人知。姚同。

又方：丙午日，取鳖甲，着衣带上，良。

又方：取牛、马、猪、鸡心，干之，末，向日，酒服方寸匕，日三，问一知十。

孔子大圣智枕中方，已出在第九卷。姚同。

又方：茯苓、茯神、人参五分；远志七分；菖蒲二分，末。服方寸匕，日三，夜一服。

又方：章陆花，阴干一百日，捣末。暮，水服方寸匕。暮卧思念所欲知事，即于眠中醒悟。

又方：上党人参半斤，七月七日麻勃一升。合捣，蒸，使气尽遍。服一刀圭，暮卧，逆知未然之事。

疗人嗜眠喜睡。方：马头骨烧作灰，末，服方寸匕，日三夜一。

又方：父鼠目一枚，烧作屑，鱼膏和，注目外眦，则不肯眠。兼取两目绛囊裹带。

又方：麻黄、术各五分，甘草三分。日中南捣，末，服一方寸匕，日三。姚方：人不忘。菖蒲三分，茯苓五分，茯神、人参各五分，远志七分。末，服方寸匕，日三夜一，五日则知，神良。

《传用方》头不光泽，腊泽饰发。方：青木香、白芷、零陵香、甘松香、泽兰各一分。用绵裹，酒渍再宿，纳油里煎，再宿，加腊泽，斟量硬软，即火急煎，着少许胡粉、烟脂讫，又缓火煎令黏①极，去滓作梃，以饰发，神良。

---

① 黏：原作"粘"，据文义改。

作香泽涂发。方：依腊泽药，纳渍油里煎，即用涂发。亦绵裹，煎之。

作手脂法：猪胰一具，白芷、桃仁碎各一两，辛夷①二分，冬瓜仁二分，细辛半分，黄瓜、瓜蒌仁各三分。以油一大升，煮白芷等二三沸，去滓，按猪胰取尽，乃纳冬瓜、桃仁末，合和之，膏成，以涂手掌，即光。

莘豆香藻法：莘豆一升，白附、芎䓖、白芍药、水瓜蒌、章②陆、桃仁、冬瓜仁各二两。捣，筛，和合。先用水洗手面，然后傅药粉饰之也。

六味熏衣香。方：沉香一片；麝香一两；苏合香，蜜涂，微火炙，少令变色；白胶香一两。捣沉香，令破如大豆粒。丁香一两，亦别捣，令作三两段。捣余香讫，蜜和为炷，烧之。若熏衣着，半两许。又藿香一两，佳。

葛氏，既有膏傅面、染发等方，故疏脂泽等法。亦粉饰之所要云。

发生方：蔓荆子三分；附子二枚，生用，并碎之。二物以酒七升和，纳瓷器中封闭，经二七日，药成。先以灰汁，净洗须发，痛，拭干。取乌鸡脂揩，一日三遍，凡经七日。然后以药涂，日三四遍。四十日长一尺，余处则勿涂。

附方：

《肘后方》姚氏：疗黵。茯苓末，白蜜和，涂上，满七日，即愈。

又方：疗面多䵟䵢，如雀卵色。以羖羊胆一枚，酒二升，合煮三沸，以涂拭之，日三度，瘥。

---

① 夷：其后原衍"各"字，据文义删。

② 章：原作"当"，据《四库全书》本改。

《千金方》治血䵟面皱。取蔓荆子，烂研，入常用面脂中，良。

崔元亮《海上方》灭瘢膏。以黄矾石烧令汁出、胡粉炒令黄各八分。惟须细研，以腊月猪脂和，更研如泥。先取生布揩，令痛，则用药涂，五度。又取鹰屎、白燕窠中草，烧作灰，等分，和人乳涂之，其瘢自灭，肉平如故。

又方：治面䵟黑子。取李核中仁，去皮，细研，以鸡子白和如稀饧，涂。至晚，每以淡浆洗之，后涂胡粉。不过五六日，有神，慎风。

孙真人《食忌》去黡子。取石灰，炭上熬令热，插糯米于灰上。候米化，即取米点之。

《外台秘要》救急去黑子。方：夜以暖浆水洗面，以布揩黑子，令赤痛。水研白檀香，取浓汁以涂之。旦又复以浆水洗面，仍以鹰粪粉黑子。

又，令面生光。方：以密陀僧用乳煎，涂面，佳。兼治瘙鼻疱。

《圣惠方》治䵟黯斑点。方：用密陀僧二两，细研，以人乳汁调，涂面，每夜用之。

又方：治黑痣生于身面上。用藜芦灰五两，水一大碗，淋灰汁于铜器中贮，以重汤煮令如黑膏，以针微拨破痣处，点之，良。不过三遍，神验。

又方：生眉毛。用七月乌麻花，阴干，为末，生乌麻油浸，每夜傅之。

《千金翼》老人令面光泽。方：大猪蹄一具，洗净，理如食法，煮浆如胶。夜以涂面，晓以浆水洗面，皮急矣。

《谭氏小儿方》疗豆疮瘢黡。以密陀僧，细研，水调，夜涂之，明旦洗去，平复矣。

有治瘢疡三方，具风条中。

《千金方》治诸腋臭。伏龙肝浇作泥，傅之，立瘥。

《外台秘要》治狐臭。若股内、阴下，恒湿臭，或作疮。青木香，好醋浸，致腋下，夹之，即愈。

又，生狐臭。以三年酽醋，和石灰，傅之。

《经验方》善治狐臭。用生姜涂腋下，绝根本。

又方：乌髭鬓，驻颜色，壮筋骨，明耳目，除风气，润肌肤，久服令人轻健。苍术不计多少，用米泔水浸三两日，逐日换水，候满日即出，刮去黑皮，切作片子，曝干，用慢火炒令黄色，细捣末。每一斤末，用蒸过茯苓半斤，炼蜜为丸，如梧桐子大，空心，卧时温熟水下十五丸。别用术末六两，甘草末一两，拌和匀，作汤点之，下术丸，妙。忌桃、李、雀、蛤及三白。

《千金方》治发落不生，令长。麻子一升，熬黑，压油，以傅头，长发，妙。

又治发不生。以羊屎灰，淋取汁，洗之，三日一洗，不过十度，即生。

又治眉发髭落。石灰三升，以水拌匀，焰火炒令焦，以绢袋贮，使好酒一斗渍之，密封，冬十四日，春秋七日。取服一合，常令酒气相接。严云：百日，即新髭发生，不落。

孙真人《食忌》生发。方：取侧柏叶，阴干，作末，和油涂之。

又方：令发鬓乌黑。醋煮大豆黑者，去豆，煎令稠，傅发。

又方：治头秃。芜菁子末，酢和傅之，日三。

《梅师方》治年少发白。拔去白发，以白蜜涂毛孔中，即生黑者。发不生，取梧桐子捣汁，涂上，必生黑者。

《千金翼》疗发黄。熊脂涂发，梳之，散头入床底，伏地一食顷，即出，便尽黑。不过一升脂，验。

《杨氏产乳》疗白秃疮及发中生癣。取熊白，傅之。

又疗秃疮。取虎膏，涂之。

《圣惠方》治白秃。以白鸽粪，捣，细罗为散，先以醋、米泔洗了，傅之，立瘥。

又治头赤秃。用白马蹄烧灰，末，以腊月猪脂和，傅之。

《简要济众》治头疮。大笋壳叶，烧为灰，量疮大小，用灰调生油傅。入少腻粉，佳。

卷之七　　　　陞七

治为熊虎爪牙所伤毒痛方第五十三

葛氏方：烧青布以熏疮口，毒即出。仍煮葛根，令浓，以洗疮。捣干葛根，末。以煮葛根，汁。服方寸匕，日五夜一，则佳。

又方：嚼粟，涂之。姚同。

又，煮生铁，令有味，以洗疮上。姚同。

凡猛兽、毒虫，皆受人禁气。将入山草，宜先禁之。其经术云：到山下，先闭气三十五息，存神仙①将虎来到吾前，乃存吾肺中。有白帝出，把虎两目塞吾下部，又乃吐肺气，白②通冠一山林之上，于是良久。又闭气三十五息，两手捻都监目作三步，步皆以右足在前乃止。祝曰："李耳，李耳，图汝非李耳耶？汝盗黄帝之犬，黄帝教我问汝，汝答之云何，毕，便行。"一山之虎，不可得见。若逢之者，目向立③，大张左手五

---

① 存神仙：《外台秘要方》卷四十"熊虎伤人疮方七首"条作"所在山神"，存参。

② 白：《外台秘要方》卷四十"熊虎伤人疮方七首"条作"上自"，存参。

③ 目向立：《外台秘要方》卷四十"熊虎伤人疮方七首"条作"因正而立"，存参。

指，侧之极势，跳手上下三度，于跳中大唤，咄："虎，北斗君使 ① 汝去。"虎即走。止宿，亦先四向如此。又，烧牛羊角，虎亦不敢近人。又，捣雄黄、紫石，缝囊贮而带之。

附方：

《梅师方》治虎伤人疮。但饮酒，常令大醉，当吐毛出。

治卒为 ② 猘犬 ③ 所咬毒方第五十四

疗猘犬咬人。方：先嘬却恶血，灸疮中十壮。明日以去，日灸一壮，满百乃止。姚云：忌酒。

又云：地榆根，末，服方寸匕，日一二。亦末，傅疮上。生根，捣傅，佳。

又方：刮虎牙若虎骨，服一匕。已发如猘犬者，服此药，即瘥。姚同。

又方：仍杀所咬犬，取脑傅之，后不复发。

又方：捣蘹汁，傅之。又饮一升，日三，疮乃瘥。

又方：末矾石，纳疮中，裹之，止疮 ④ 不坏，速愈，神妙。

又方：头发、猬皮，烧末，水和饮一杯。若或已目赤口噤者，折齿下之。姚云：二物等分。

又方：捣地黄汁，饮之。并以涂疮，过百度止。

又方：末干姜，常服，并以纳疮中。

---

① 使：原脱，据《外台秘要方》卷四十"熊虎伤人疮方七首"条补。

② 为：原作"有"，据原书目录改。

③ 犬：此后原衍"凡"字，据原书目录删。

④ 疮：《医心方》卷十八"治猘犬啮人方第二十四"条作"痛"，存参。

凡猘犬咬人，七日一发，过三七日不发，则脱也。要过百日，乃为大免耳。每到七日，辄当饮薤汁三二升。又当终身禁食犬肉、蚕蛹，食此，发则不可救矣。疮未瘥之间，亦忌生物、诸肥腻及冷。但于饭下蒸鱼，及就腻气中食，便发。不宜饮酒，能过一年，乃佳。

若重发。疗方：生食蟾蜍鲙，绝良，验。姚同。亦可烧炙食之，不必令其人知。初得啮，便为之，则后不发。姚：剥作鲙吞，蒜齑下。

又方：捣姜根汁，饮之，即瘥。

又方：服蔓荆汁，亦佳。

又，凡犬咬人。取灶中热灰，以粉疮，傅之。姚同。

又方：火炙蜡，以灌疮中。姚同。

又方：以头垢，少少纳疮中。以热牛屎涂之，佳。姚同。

又方：捼蓼，以傅疮上。

又方：干姜末，服二匕。姜汁，服半升，亦良。

又方：但依猘犬法，弥佳。烧蟾蜍，及末矾石，傅之，尤佳。

得犬啮[①]者，难疗。凡犬食马肉生狂，方：及寻常，忽鼻头燥，眼赤，不食，避人藏身，皆欲发狂。便宜枸杞汁，煮糜饲之，即不狂。若不肯食糜，以盐伺鼻，便忽涂其鼻，既舐之，则欲食矣。神验。

附方：

《梅师方》治狂狗咬人。取桃白皮一握，水三升，煎取一升，服。

食疗，治犬伤人。杵生杏仁，封之，瘥。

---

① 得犬啮：《四库全书》本作"犬狂"，存参。

治卒毒及狐溺棘所毒方第五十五

马嚼人作疮，有毒，肿①热疼痛。方：刺鸡冠血，沥着疮中三下。若驳②马用雌鸡，草③马用雄鸡。姚同。

又方：灸疮及肿上，瘥。

若疮久不瘥者。马鞭梢，长二寸；鼠屎二七枚。烧末，膏和，傅之，效。

又方：以妇人月经，傅上，最良。姚云：神效。

人体上先有疮而乘马，马汗若马毛入疮中，或但为马气所蒸，皆致肿痛烦热，入腹则杀人。烧马鞭皮，末，以猪④膏和，傅上。

又方：多饮淳酒，取醉，即愈。

又，剥死马，马骨伤人手，毒攻欲死。方：便取死马腹中屎，涂之，即瘥。姚同。

又方：以手纳女人阴中，即愈。有胎者不可，令胎堕。

狐尿棘⑤刺⑥人⑦，肿痛欲死。方：破鸡揾之，即瘥。

---

① 肿：原作"种"，据《外台秘要方》卷四十"马咋踏人方四首"条改。

② 驳：《外台秘要方》卷四十"马咋踏人方四首"条及《医心方》卷十八"治马咋踏人方第二十六"条均作"父"，存参。

③ 草：《外台秘要方》卷四十"马咋踏人方四首"条作"母"，存参。

④ 猪：原脱，据《外台秘要方》卷四十"马汗及毛入人疮中方六首"条补。

⑤ 棘：原作"棘"，乃"棘"之讹字。

⑥ 刺：此后原衍"刺"字，据《外台秘要方》卷二十九"狐尿刺方二首"条删。

⑦ 狐尿棘刺人：《本草纲目》木部第三十六卷"桑"条作"狐尿刺人"，存参。

又方：以热桑灰汁渍，冷复易，取愈。

《小品》方，以热蜡着疮中，又烟熏之，令汁出，即便愈。此狐所尿之水^①，犹如蛇蚼^②也。此下有鱼骨伤人。

附方：

《图经》云：治恶刺，及狐尿刺。捣取蒲公草根、茎，白汁涂之，惟多涂，立瘥止。此方出孙思邈《千金方》，其序云：余以正观五年七月十五日夜，以左手中指背触着庭木，至晓，遂患痛不可忍。经十日，痛日深，疮日高大，色如熟小豆色。尝闻长者之论，有此方，遂依治之，手下则愈痛，亦除疮，亦即瘥，未十日而平复。杨炎《南行方》，亦著其效云。

《效方》治狐尿刺螫痛。杏仁细研，煮一两，沸，承热以浸螫处，数数易之。

《外台秘要》治剥马，被骨刺破，中毒欲死。取剥马腹中粪及马尿洗，以粪傅之，大验，绞粪汁饮之，效。

《圣惠方》治马咬人，毒入心。马齿苋，汤食之，瘥。

《灵苑方》治马汗入疮，肿痛渐甚，宜急疗之，迟则毒深难理。以生乌头末，傅疮口，良久有黄水出，立愈。

王氏《博济》治驴涎、马汗毒所伤，神效。白矾飞过、黄丹炒令紫色，各等分，相衮合，调贴患处。

治卒青蛙蝮虺众蛇所螫方第五十六

葛氏，竹中青蜂螫人。方：雄黄、麝香、干姜，分等。捣，

---

① 水：原作"木"，据《医方类聚》卷一百八十五"诸刺门"篇之"肘后方"条改。

② 蚼：《外台秘要方》卷二十九"狐刺方五首"条作"螫"，存参。

筛，以射罔①和之，着小竹管，带之行，急便用傅疮。兼众蛇虺毒之，神良。

又方：破乌鸡，热傅之。蛇，绿色，喜缘树及竹上，大者不过四五尺，皆呼为青条蛇，人中，立死。

葛氏，毒蛇螫人。方：急掘作坑，以埋疮处，坚筑其上，毒即入土中。须臾，痛缓，乃出。徐徐以药疗之②。

徐王，治蛇毒。方：用捣地榆根，绞取汁，饮。兼以渍疮。

又方：捣小蒜，饮汁，以滓傅疮上。

又方：猪耳垢，着疮中，当黄汁出，瘥③。牛耳中垢，亦可用之。良。

又方：嚼盐唾疮④上，讫，灸三壮。复嚼盐，唾之疮上。

又方：捣薤，傅之。

又方：烧蜈蚣末，以傅疮上。

又方：先以无节竹筒，着疮上。镕蜡，及蜜，等分，灌筒中。无蜜，单蜡亦通。

又方：急且尿疮中，乃拔刀⑤向日闭气三步，以刀掘地，作小坎。以热汤沃坎中，取⑥泥作丸如梧子大，服之。并以少泥，泥之疮上，佳。

---

① 射罔：原作"麝芮"，"麝"乃"射"之音误，"芮"乃"罔"之俗字，《四库全书》本作"射罔"，据改。下文诸如此义，径改，不另出注。

② 徐徐以药疗之：原脱，据《外台秘要方》卷四十"蝮蛇螫方一十首"条补。

③ 当黄汁出，瘥：原脱，据《外台秘要方》卷四十"蝮蛇螫方一十首"条补。

④ 疮：原脱，据《外台秘要方》卷四十"蝮蛇螫方一十首"条补。

⑤ 刀：原脱，据《外台秘要方》卷四十"蝮蛇螫方一十首"条补。

⑥ 取：原脱，据《外台秘要方》卷四十"蝮蛇螫方一十首"条补。

又方：桂心、瓜蒌，分等，为末。用小竹筒密^①塞之以带行，卒为蝮蛇咬^②，即傅之。此药疗诸蛇毒，塞^③不密，则气歇不中用。

一切蛇毒。急灸疮^④三五壮，则众毒不能行。

蛇毒。捣鬼针草，傅上，即定。

又方：荆叶，袋贮，傅疮肿上。

又方：以射罔涂肿上，血出，乃瘥。

又方：以合口椒并叶，捣傅之，无不止。

又方：切叶刀，烧赤，烙之。

附方：

《梅师方》治蛇虺螫人。以独头蒜、酸草，捣，绞，傅所咬处。

《广利方》治蛇咬。方：取黑豆叶，锉，杵，傅之，日三易，良。

《广济方》治毒蛇啮。方：菰蒋草根灰，取以封之。其草，似燕尾也。

《兵部手集》主蛇蝎蜘蛛毒。鸡卵，轻敲一小孔，合咬处，立瘥。

刘禹锡《传信方》治蛇咬蝎螫。烧刀子头令赤，以白矾置刀上，看成汁，便热滴咬处，立瘥。此极神验，得力者数十人。贞元三十二年，有两僧流向南到邓州，俱为蛇啮，令用此法救之。傅药了便发，更无他苦。

---

① 密：原作"蜜"，据《四库全书》本改。

② 咬：原脱，据《四库全书》本补。

③ 密：原作"蜜"，据《四库全书》本改。

④ 疮：《外台秘要方》卷四十"蛇啮人方一十四首"条作"啮处"，存参。

治蛇疮败蛇骨刺人入口绕身诸方第五十七

葛氏，凡蛇疮未愈，禁热食，食便发，疗之，依初螫人法。蛇螫人，九窍皆血出。方：取虻虫，初食牛马血，腹满者二七枚，烧，服之。

此上蛇疮败及洪肿法方。蛇螫人，牙折入肉中，痛不可堪。方：取虾蟆肝，以傅上，立出。

又方：先密取荇叶，当其上穿，勿令人见，已^①再覆疮口上，一时着叶当上穿，穿即折牙出也。

蛇骨刺人，毒痛。方：以铁精如大豆者，以管吹疮内。姚同。

又方：烧死鼠，捣，傅之疮上。

蛇螫人，疮已合而余毒在肉中，淫淫痛痒。方：取大小蒜各一升，合捣，热汤淋取汁，灌疮中。姚同。

蛇卒绕人不解。方：以热汤淋即解，亦可令就尿之。

蛇入人口中不出。方：艾灸蛇尾，即出。若无火，以刀周匝割蛇尾，截令皮断，乃将皮倒脱，即出。《小品》同之。

七八月中，诸蛇毒旺，不得泄，皆啮草木，即枯死，名为蛇虻。此物伤人，甚于蛇螫，即依蛇之螫法，疗之。

附方：

《广利方》治蛇咬疮。暖酒，淋洗疮上，日三易。

《圣惠方》治蛇入口，并入七孔中。割母猪，尾头沥血，滴口中，即出。

---

① 已：原作"以"，据文义改。

治卒入山草禁辟众蛇药术方第五十八

辟众蛇。方：同前姚氏仙人入山草法。

辟蛇之药虽多，唯以武都雄黄为上，带一块石[①]，称五两于肘间，则诸蛇毒莫敢犯。他人中者，便磨，以疗之。又带五蛄黄丸，良，丸有蜈蚣，故方在于备急中，此下有禁法云，不受而行，则无验。

中蛇毒，勿渡水。渡水，则痛甚于初螫。亦当先存想作大蜈蚣，前已，随后渡。若乘船渡，不作法，杀人。

入山，并不得呼作蛇，皆唤为虫[②]。中之者，弥宜勿误。辟蛇法，到处烧羖羊角，令有烟出，蛇[③]则去矣。

附方：

《广利方》治诸蛇毒螫人欲死，兼辟蛇。干姜、雄黄，等分，同研，用小绢袋贮，系臂上，男左女右，蛇闻药气逆避人。螫毒，傅之。

治卒蜈蚣蜘蛛所螫方第五十九

葛氏方：割鸡冠血，涂之。

又方：以盐缄疮上，即愈。云：蜈蚣去远者，即不复得[④]。

---

① 石：原作"右"，据《四库全书》本改。

② 虫：原作"蛇"，据《医方类聚》卷一百六十六诸虫门"肘后方"篇改。

③ 蛇：原作"地"，据《四库全书》本改。

④ 以盐缄疮上……即不复得：《外台秘要方》卷四十"蜈蚣螫方八首"条作"嚼盐涂之，效。又以盐拭疮上，蜈蚣未远不得去"，存参。

又方：盐热，渍之。

又方：嚼大蒜若小蒜，或桑树白汁，涂之。亦以麻履底土，揩之，良。

蜈蚣甚啮人，其毒殊轻于蜂，当时小痛而易歇。

蜘蛛毒：生铁衣，醋研，取浓汁，涂之。又乌麻油，和胡粉，傅上，干复易，取瘥。取羊桃叶，捣[①]，傅之，立愈。

附方（蚯蚓、蝼蛄、蚕咬，蠼螋尿，及恶虫咬人附）：

《梅师方》治蜈蚣咬人，痛不止。独头蒜，摩螫处，痛止。

又，《经验后方》烧鸡屎，酒和，傅之，佳。又取鸡屎，和醋，傅之。

《圣惠方》治蜈蚣咬。方：用蜗牛擦取汁，滴入咬处。

《兵部手集》治蜘蛛咬，遍身成疮。取上好春酒，饮醉，使人翻不得，一向卧，恐酒毒腐人，须臾，虫于肉中，小如米，自出。

又，《谭氏小儿方》以葱一枝，去尖，头作孔。将蚯蚓入葱叶中，紧捏两头，勿泄气，频摇动，即化为水，点咬处，瘥。

刘禹锡《传信方》治虫豸伤咬。取大蓝汁一碗。入雄黄、麝香，二物随意看多少，细研，投蓝中，以点咬处。若是毒者，即并细服其汁，神异之极也。昔，张员外，在剑南为张延赏判官，忽被斑蜘蛛咬项上。一宿，咬有二道赤色，细如箸，绕项上，从胸前下至心经。两宿，头面肿疼，如数升碗大，肚渐肿，几至不救。张相素重荐，因出家资五百千，并荐家财又数百千，募能疗者。忽一人应召，云：可治。张相，初甚不信，欲验其方，遂令目前合药。其人云："不惜方，当疗人性命耳。"遂取

---

①　捣：原脱，据《外台秘要方》卷四十"蜘蛛咬方六首"条补。

大蓝汁一瓷碗，取蜘蛛投之蓝汁，良久方出得汁中，甚困不能动。又别捣蓝汁，加麝香末，更取蜘蛛投之，至汁而死。又更取蓝汁、麝香，复加雄黄，和之，更取一蜘蛛投汁中，随化为水。张相及诸人甚异之，遂令点于咬处，两日内，悉平愈，但咬处作小疮，痂落如旧。

《经验方》治蜘蛛咬，遍身生丝。羊乳一升，饮之。贞元十年，崔员外从质，云：目击有人被蜘蛛咬，腹大如孕妇，其家弃之，乞食于道，有僧遇之，教饮羊乳，未几日而平。

又方：治蚯蚓咬。浓作盐汤，浸身数遍，瘥。浙西军将张韶，为此虫所咬，其形大如风①，眉须皆落，每夕蚯蚓鸣于体。有僧教以此方，愈。

又方：治蚯蚓虫咬，其形如大风，眉须皆落。以石灰水，浸身，亦良。

《圣惠方》主蛐蟮咬人。方：以鸡屎，傅之。

又方：治蝼蛄咬人。用石灰，醋和，涂之。

《广利方》治蚕咬人。麝香，细研，蜜调，涂之，瘥。

《千金方》治蠼螋尿疮。楝树枝皮，烧灰，和猪膏，傅之。

又方：杵豉，傅之。

又方：以酢和粉，傅之。

又方：治蠼螋虫尿人影着处，便令人体病疮，其状如粟粒，累累一聚，惨痛，身中忽有处燥痛如芒刺，亦如刺虫所螫后，细疮痦作丛，如茱萸子状也，四畔赤，中央有白脓如黍粟，亦令人皮急，举身恶寒壮热，极者连起，竟腰胁胸也。治之法，初得，磨犀角，涂之，止。

---

① 形大如风：《四库全书》本作"形如大风"，存参。

《博物志》治蠼螋虫溺人影，亦随所着作疮。以鸡肠草汁，傅之，良。

《外台秘要》治蠼螋尿疮，绕身匝，即死。以燕巢中土，猪脂、苦酒和，傅之。

又方：治蠼螋尿疮。烧鹿角末，以苦酒调，涂之。

钱相公方，疗蠼螋尿疮，黄水出。嚼梨叶，傅之，干即易。

《胜金方》治蠼螋尿人成疮。初如糁粟，渐大如豆，更大如火烙浆疱①，疼痛至甚。宜速用草茶，并蜡茶俱可，以生油调，傅上，其痛，药至立止，妙。

《圣惠方》治恶虫咬人。用紫草油，涂之。

又方：以酥和盐，傅之。

治卒蛆螫方第六十

以玉壶丸，及五蛄丸，涂其上，并得。其方，在备急丸散方中。

又方：取屋霤下土，水和，傅之②。

治卒蜂所螫方第六十一

蜂螫人。取人尿，洗之。

---

① 疱：原作"庖"，据《四库全书》本改。

② 取屋霤下土……傅之：《本草纲目》土部第七卷"檐溜下泥"条作"蝎蛆螫叮。蝎有雌雄，雄者，痛在一处，以井底泥封之，干则易；雌者，痛牵诸处，以瓦沟下泥封之。若无雨，以新汲水，从屋上淋下取泥"，存参。

又方：穀①树、桑树白汁，涂之，并佳。

又方：刮齿垢，涂之。又，破蜘蛛。又②，煮蜂房，涂③之④。烧牛⑤角灰，苦酒和，涂之。又，断葫，揩之。又，嚼青蒿，傅之。

附方：

《千金方》治蜂螫人。用露蜂房，末，猪膏和，傅之。

《杨氏产乳》蜂房煎汤，洗，亦得。

又，《外台秘要》挼薄荷，贴之，瘥。

又，《圣惠方》以酥，傅之愈。

沈存中《笔谈》云：处士刘汤，隐居王屋山，尝于斋中，见一大蜂窜，为蛛网丝缚之，为蜂所螫坠地。俄顷，蛛鼓腹欲裂，徐徐行，入草啮芋梗，微破，以疮就啮处磨之，良久，腹渐消，轻躁如故。自后，人有为蜂螫者，挼芋梗，傅之，则愈。

治卒蝎所螫方第六十二

蝎螫人。温汤，渍之。

又方：挼马苋、大蒜⑥，又嚼干姜，涂之，佳。姚方：以冷水渍螫处，即不痛。水微暖，便痛，即易水。又，以冷水⑦渍

---

① 穀：《四库全书》本作"穀"，存参。

② 又：《四库全书》本作"及"，存参。

③ 涂：《外台秘要方》卷四十"蜂螫方一十首"条作"洗"，存参。

④ 此后，《外台秘要方》卷四十"蜂螫方一十首"条有"又，烧灰末，以膏和涂之"，存参。

⑤ 牛：《外台秘要方》卷四十"蜂螫方一十首"条作"羊"，存参。

⑥ 挼马苋、大蒜：《外台秘要方》卷四十"蝎螫人二十七首"条作"挼马苋菜，封之，瘥""捣蒜，涂之"，存参。

⑦ 水：原脱，据《外台秘要方》卷四十"蝎螫人二十七首"条补。

故布，揭之，数易。

《新效方》蜀葵花、石榴花、艾心，分等，并五月五日午时取，阴干，合捣，和水，涂之螫处，立定。二花未定[1]。又，鬼针草，按汁，傅之，立瘥。又，黄丹，醋调[2]涂之。又，生乌头末，唾傅之。嚼干姜，涂之。又，射罔封之，温酒渍之，即愈。

附方：

孙真人《食忌》主蝎螫。以矾石一两，醋半升，煎之。投矾末于醋中，浸螫处。

又，《胜金方》乌头末少许，头醋调，傅之。

又，钱相公《箧中方》取半夏，以水研，涂之，立止。

又，《食医心镜》以醋磨附子，傅之。

又，《经验方》以驴耳垢傅之，瘥。崔给事传。

《广利方》治蝎螫人，痛不止。方：楮树白汁，涂之，立瘥。

治中蛊毒方第六十三

葛氏方，疗蛊毒下血。方：羖羊皮，方三寸，得败鼓亦好。蘘荷叶、苦参、黄连、当归各二两。水七升，煮二升，分三服。一方加犀角、升麻各三两，无蘘荷根，用茜根四两代之，佳。

人有养畜，蛊毒[3]以病人。其诊法：中蛊，令人心腹切痛，

---

① 二花未定：《外台秘要方》卷四十"蝎螫人二十七首"条作"花取未开者"，存参。

② 调：原脱，据《重修政和经史证类备用本草》卷第五玉石部下品总九十三种"铅丹"条补。

③ 毒：原脱，据《外台秘要方》卷二十八"中蛊毒方二十一首"条补。

如有物啮，或吐下血，不即疗之，食人五脏，则死矣。欲知蛊与非蛊，当令病人唾水中，沉者是，浮者非。《小品》、姚，并同。

欲知蛊毒主姓名。方：取鼓皮少少^①，烧末，饮病人。病人须臾自当呼蛊主姓名，可语便去，则便愈。亦有蛇蜒合作蛊毒，着饮食中，使人得瘕病。此一种，积年乃死，疗之，各自有药。又，襄荷叶，密着病人卧席下，其病人即自呼蛊主姓名也。

疗中蛊毒，吐血或下血，皆如烂肝。方：茜草根、襄荷根各三两，㕮咀。以水四升，煮取二升，去滓，适寒温顿服，即愈。又，自当呼蛊主姓名。茜草，即染绛草也。《小品》并姚方，同也。

又方：巴豆一枚，去心、皮，熬；豉三粒；釜底墨方寸匕。合捣为三丸，一丸当下毒，不可者，更服一丸，即下。

又方：盐一升，淳苦酒和，一服立吐，即愈。《小品》同。《支方^②》苦酒一升，煮令消，服，愈。

又方：取蚯蚓十四枚，以苦酒三升渍之，蚓死。但服其汁，已死者，皆可活。

又方：苦瓠一枚，水二升，煮取一升，服，立即吐^③，愈。《小品》同。《支方》用苦酒一升，煮令消，服，神验。

又方：皂荚三梃，长一尺者^④，炙，去皮、子，酒五升，渍

---

① 少少：《外台秘要方》卷二十八"中蛊毒方二十一首"条作"一片"，存参。

② 支方：据文义，当为此书卷八"治百病备急丸散膏诸要方第七十二"篇之"支家大医本方"。

③ 立即吐：《外台秘要方》卷二十八"蛊吐血方一十首"条作"当吐蛊如虾蟆、科斗之类。苦瓠，毒，可临时量用之"，存参。

④ 长一尺者：原脱，据《外台秘要方》卷二十八"中蛊毒方二十一首"条补。

一宿，去滓，分三服。《小品》同。

疗饮中蛊毒，令人腹内坚痛，面目青黄，淋露骨立，病变无常。方：取铁精捣之，细筛，又别捣，乌鸡肝以和之，丸如梧子大，服三丸，甚者不过十日，微者即愈。别有铁精方。

又方：猪肝一具，蜜一升，共煎之，令熟，分为二十服，秘方。《小品》同。《支方》分作丸，亦得。

又方：取枣[①]木心，锉，得一斛，着釜中，淹之，令上有三寸水，煮取二斗，澄取清，微火煎得五升。宿勿食，旦服五合，则吐蛊毒出。《小品》、姚，同之。

又方：雄黄、丹砂、藜芦各一两。捣末，旦以井华水，服一刀圭，当下吐蛊虫出。

又方：隐苨草汁，饮一二升。此草，桔梗苗，人皆食之。

治蛊已食下部，肚[②]尽肠穿者。取长股虾蟆青背一枚；鸡骨，《支方》一分。烧为灰，合，纳下部令深入。《小品》同。《支方》屡用大验。姚方，亦同。

又方：以猪胆沥纳下部中，以绵深导内塞之。

又方：五蛊黄丸，最为疗蛊之要，其方在备急条中。

复有自然飞蛊，状如鬼气者，难疗[③]。此诸种，得真犀、麝香、雄黄，为良药，人带此于身，亦预防之。

姚氏：疗中蛊，下血如鸡肝，出石余，四脏悉坏，唯心未毁，或鼻破，待死。方：末桔梗，酒服一匕，日一二。葛氏方也。

---

① 枣:《外台秘要方》卷二十八"蛊吐血方一十首"条作"桑"，存参。

② 肚:《医心方》卷十八"辟蛊毒方第五十四"条作"肛"，存参。

③ 疗：原脱，据《外台秘要方》卷二十八"蛊吐血方一十首"条补。

《支》太医，有十数传用方。取马兜铃根，捣末，水服方寸匕，随吐则出，极神验。此物，苗似葛蔓，缘柴生，子似橘子。

凡畏已中蛊，欲服甘草汁，宜生煮服之，当吐痰①出。若平生预服防蛊毒者，宜熟炙煮服，即内消不令吐，神验。

又方：甘草炙，每含咽汁。若因食中蛊反毒，即自吐出，极良。常含咽之，永不虑药及蛊毒也。

又有解百毒散，在后药毒条中，亦疗。方：桑白汁一合，服之，须臾吐利，蛊出。

席辩刺史传效二方。云：并试用神验。斑蝥虫四枚，去足、翅，炙；桃皮，五月初五采取，去黑皮，阴干；大戟。凡三物并捣，别筛。取斑蝥一分，桃皮、大戟各二分，合和枣核大，以米清饮服之，讫，吐出蛊，一服不瘥，十日更一服，瘥。此蛊，洪州最多，老媪解疗一人，得缣二十匹。秘方不可传，其子孙犯法，黄花公若干则为都督，因以得之流传，老媪不复得缣。席云：已瘥十余人也。

又方：羖羊皮，方寸匕；襄荷根四两；苦参、黄连各二两；当归、犀角、升麻各三两。七物，以水九升，煮取三升，分三服，蛊即出。席云：曾与一人服，应时吐蜂儿数升，即瘥。此是姚大夫方。

附方：

《千金翼方》疗蛊毒。以槲木北阴白皮一大握，长五寸。以水三升，煮取一升，空腹分服，即吐蛊出也。

又，治蛊毒下血。猬皮，烧末，水服方寸匕，当吐蛊毒。

《外台秘要》救急治蛊。以白鸽毛、粪，烧灰，饮和服之。

---

① 痰：原作"疾"，据《重修政和经史证类备用本草》卷第六草部上品之上总八十七种"甘草"条改。

《杨氏产乳》疗中蛊毒。生玳瑁，以水磨如浓饮，服一盏，自解。

《圣惠方》治小儿中蛊，下血欲死。捣青蓝汁，频频服半合。

治卒中溪毒方第六十四

姚氏，中水毒。秘方：取水萍，曝干，为末[1]，以酒服方寸匕，瘥止。又云：中水病，手足指冷，即是。若暖，非也，其冷或一寸，极或竟指。未过肘膝一寸，浅；至于肘膝，为剧。

葛氏，水毒中人[2]，一名中溪，一名中洒（东人呼为苏骇切），一名水病，似射工而无物。其诊法：初得之，恶寒，头微痛，目眶[3]疼，心中烦懊，四肢振淅[4]，骨节皆强，筋急[5]，但欲睡，旦醒暮剧，手足[6]逆冷[7]，二[8]三日则腹[9]中[10]生虫，食人

---

① 为末：原脱，据《本草纲目》草部第十九卷"水萍"条补。

② 此后，《外台秘要方》卷四十"溪毒方二十一首"条有"一名中水"四字，存参。

③ 眶：原作"注"，据《外台秘要方》卷四十"溪毒方二十一首"条改。

④ 淅：原作"浙"，据《四库全书》本改。《外台秘要方》卷四十"溪毒方二十一首"条作"㵱"，存参。

⑤ 此后，《外台秘要方》卷四十"溪毒方二十一首"条有"两膝疼，或翕翕而热"，存参。

⑥ 足：原脱，据《外台秘要方》卷四十"溪毒方二十一首"条补。

⑦ 此后，《外台秘要方》卷四十"溪毒方二十一首"条有"至肘膝"三字，存参。

⑧ 二：原脱，据《外台秘要方》卷四十"溪毒方二十一首"条补。

⑨ 腹：原作"复"，据《外台秘要方》卷四十"溪毒方二十一首"条改。

⑩ 中：原脱，据《外台秘要方》卷四十"溪毒方二十一首"条补。

下部，肛中有疮①，不痛不痒，不令②人觉，视之乃知。不即疗，过六七日，下部脓溃，虫上③食五脏，热极烦毒，注下不禁；八九日，良医不能疗。觉得，急当深视下部④，若有疮，正赤如截肉者，为阳毒，最急；若疮如蠡鱼齿者，为阴毒，犹小缓。要皆煞人，不过二十日。欲知是中水毒，当作数升汤，以小蒜五寸，㕮咀，投汤中，莫令大热，热即无力，捩去滓，适寒温以浴，若身体发赤斑纹者是也⑤。又无异证⑥，当以他病疗之也。

病中水毒。方：取梅若桃叶，捣，绞汁三升许，以少水解为饮之。姚云：小儿不能饮，以汁傅乳头，与之。

又方：常思草，捣，绞，饮汁一二升，并以绵染寸中，以导下部，日三过，即瘥。

又方：捣蓝青汁，以少水和，涂之头面身体，令匝。

又方：取梨叶一把，熟捣，以酒一杯和，绞，服之，不过三。

又方：取蛇莓草根⑦，捣作末，服之，并以导下部，亦可

---

①　食人下部，肛中有疮：原作"食下疮"，据《外台秘要方》卷四十"溪毒方二十一首"条改。

②　令：原作"冷"，据《外台秘要方》卷四十"溪毒方二十一首"条改。

③　上：原脱，据《外台秘要方》卷四十"溪毒方二十一首"条补。

④　觉得，急当深视下部：《外台秘要方》卷四十"溪毒方二十一首"条作"觉得之，急当早视下部"，存参。

⑤　是也：原脱，据《外台秘要方》卷四十"溪毒方二十一首"条补。

⑥　又无异证：《外台秘要方》卷四十"溪毒方二十一首"条作"其无者，非也"，存参。

⑦　蛇莓草根：《本草纲目》草部第十八卷"蛇莓"条作"蛇莓根"，草部第十二卷"知母"条作"知母，连根、叶"，《重修政和经史证类备用本草》卷第八草部中品之上总六十二种"知母"条亦作"知母，连根、叶"，存参。

饮汁一二升。夏月常行，欲入水浴，先以少末投水中流^①，更无所畏。又，辟射工，家中虽以器贮水浴，亦宜少末投水中，大佳。

今东间^②诸山县，无不病溪毒。春月皆得，亦如伤寒，呼为溪温，未必是射工辈，亦尽患疮痢，但寒热烦疼不解，便致死耳。方家用药，与伤寒温疾相似，令施其单法。五加根烧末，酒若浆水饮之。荆叶汁，佳。千金不传，秘之。

又方：密取蓼，捣汁，饮一二合，又以涂身令周匝。取牛膝茎一把，水酒共一杯，渍，绞取汁，饮之，日三。雄牛膝，茎紫色者，是也。

若下部生疮，已决洞者。秫米一升，盐五升，水一石，煮作糜，坐中，即瘥。

又方：桃皮、叶，熟捣，水渍令浓，去滓，着盆中坐渍之，有虫出。

又方：皂荚烧末，绵裹导之，亦佳。又，服牡丹方寸匕，日三服。

治卒中射工水弩毒方第六十五

江南有射工毒虫，一名短狐，一名蜮，常在山间水中。人

---

① 取蛇莓草根……先以少末投水中流：《外台秘要方》卷四十"溪毒方二十一首"条作"取大莓连根。上一味，捣作屑，服之。亦可投水捣，绞汁，饮一二升，并导下部生虫者。夏月常行，多赍此屑，欲入水浴，先以少屑投水上流"，存参。

② 间：原作"閒"，据本书卷之七"治卒中沙虱毒方第六十六"条及《外台秘要方》卷四十"溪毒方二十一首"改。

行及水浴，此虫口中横骨角弩[①]，唧以[②]射人形影，则病。其诊法：初得，或如伤寒，或似中恶，或口不能语，或身体苦强[③]，或恶寒壮[④]热，四肢拘急，头痛[⑤]，旦可暮剧。困者三日，齿间血出，不疗即死。其中人，有四种：初觉，则遍身体视之，其一种正黑如墨子，而绕四边□□□[⑥]犯之如刺状；其一种作疮，疮久即穿陷；一种突起，如石□□□[⑦]；其一种如火灼人肉，熛起作疮，此种最急，并皆煞人[⑧]。居□□□[⑨]地，天大雨，或逐人行潦，流入人家而射人。又当养鹅鸭，□□□[⑩]食，人行将

---

① 横骨角弩：《外台秘要方》卷四十"射工毒方一十九首"条作"有横骨，状如角弩"，存参。

② 唧以：《外台秘要方》卷四十"射工毒方一十九首"条作"即以气"，存参。

③ 或身体苦强：原脱，据《外台秘要方》卷四十"射工毒方一十九首"条补。

④ 壮：原脱，据《外台秘要方》卷四十"射工毒方一十九首"条补。

⑤ 头痛：原脱，据《外台秘要方》卷四十"射工毒方一十九首"条补。

⑥ □□□：原缺，1955年人民卫生出版社重排本《葛洪肘后备急方》，据另本补为"者人或"，存参。

⑦ □□□：原缺，1955年人民卫生出版社重排本《葛洪肘后备急方》，据另本补为"之有棱"，存参。

⑧ 其中人……并皆煞人：《诸病源候论》卷二十五"蛊毒病诸候上凡九论"之"射工候"条作"疮有数种，其一种中人疮，正黑如靥子状，或周遍悉赤，衣被犯之如有芒刺痛；其一种作疮，久即穿陷，或晡间（原作"镇"，据《备急千金要方》卷第二十五"蛇毒第二"条改）寒热；其一种如火炙人肉，熛起作疮，此最急，数日杀人；其一种，突起如石疖状，俱能杀人，自有迟速耳"，存参。

⑨ □□□：原缺，1955年人民卫生出版社重排本《葛洪肘后备急方》，据一本补为"溪旁隈"，据另本补为"于卑湿"，存参。

⑩ □□□：原缺，1955年人民卫生出版社重排本《葛洪肘后备急方》，据另本补为"亦可以"，存参。

中医非物质文化遗产临床经典名著

纯白鹅以辟之，白鸭亦善。带好生犀角，佳也[①]。

若见身中有此四种疮处，便急疗之。急周绕遍，去此疮边一寸，辄灸一处百壮，疮上[②]亦百壮，则愈[③]。

又方：赤苋茎、叶，捣，绞取汁，饮之，以滓傅之。姚云：服七合，日四五服。

又方：葫蒜，令傅以掩疮上，灸蒜上千壮，瘥。

又方：白鸡矢，白者二枚，以小饧和调，以涂疮上。

又方：鼠妇虫、豉各七合；巴豆三枚，去心。合猪脂，但以此药涂之。

又方：取水上浮走豉母虫一枚，置口中，便瘥。云：此虫正黑，如大豆浮水上相游者。

又方：取皂荚一梃，尺二[④]者，捶碎。苦酒一升，煎如饧，去滓，傅之痛处，瘥。

又方：马齿苋，捣，饮汁一升，滓傅疮上，日四五遍，则良验。

又方：升麻、乌翣各二两，水三升，煮取一升，尽服之，滓傅疮上。不瘥，更作。姚同，更加犀角二两。

云：此虫，含沙射人影，便病。欲渡水，先以石投之，口边角弩发矢，言口息两角能屈伸。冬月则蛰。有一长角横在口

---

① 其一种正黑如墨子……佳也：《外台秘要方》卷四十"射工毒方一十九首"条作"其一种，正如墨子，而皮绕四边突赤，以衣被犯之，如芒刺状；其一种作疮，疮久则穿陷；其一种突起如石痛状；其一种如火灼人，肉起作疮，此种最急，能杀人。居此毒之地，天大雨时，或逐行潦流，入人家而射人。又当养鹅，鹅见即食之，船行将纯白鹅亦辟之，白鸭亦善。带好生金、犀角、麝香，立佳"，存参。

② 上：原脱，据《外台秘要方》卷四十"射工毒方一十九首"条补。

③ 愈：原脱，据《四库全书》本补。

④ 尺二：《外台秘要方》卷四十"射工毒方一十九首"条作"长一尺二寸"，存参。

前，弩檐临其角端，曲如上弩，以气为矢，用水势以射人。人中之，便不能语，余状如葛氏所说[①]。

治卒中沙虱毒方第六十六

山水间多有沙虱，甚细略不可见。人入水浴，及以水澡浴，此虫在水中，着人身，及阴天雨行草中，亦着人，便钻入皮里。其诊法：初得之，皮上正赤，如小豆、黍米、粟粒，以手摩赤上，痛如刺，三日之后，令百节强，疼痛寒热，赤上发疮。此虫渐入至骨，则杀人。自有山涧浴毕，当以布拭身数遍，以故帛拭之一度，乃傅粉之也。

又，疗沙虱毒。方：以大蒜十片，着热灰中，温之令热。断蒜，及热以[②]注[③]疮上，尽十片，复以艾灸疮上，七壮则良。

又方：斑蝥二枚。熬一枚，末，服之；烧一枚，令绝烟，末，以傅疮上，即瘥。又以射罔[④]傅之，佳。

又方：生麝香、大蒜，合捣，以羊脂和，着小筒子中，带

①　此虫……余状如葛氏所说：《外台秘要方》卷四十"射工毒方一十九首"条作"射工毒虫，止黑，状如大蜚，生噉发而形有雌雄。雄者，口边有两横角，能屈伸，有一长角横在口前，弩檐临其角端，曲如上弩，以气为矢，因水势以射人，人中之，便不能语。冬月并在土中蛰，其上雪不凝，气蒸蒸休休然。人有识处，掘而取带之。溪边行，亦往往得此。若中毒，仍为屑与服。夏月在水中，则不可见，乃言此虫含沙射人影便病。欲度水，先以石投之，则口边角弩发矢。若中此毒，体觉不快，视有疮处便疗之，疗之亦不异于溪毒"，存参。

②　以：原脱，据《医心方》卷十八"治沙虱毒方第五十一"条补。

③　注：原作"拄"，据《医心方》卷十八"治沙虱毒方第五十一"条改。

④　罔：原作"罔"，乃"罔"之俗字，《四库全书》本作"罔"，据改。下文诸如此义，径改，不另出注。

之行。今东间水无不有此，浴竟巾①拭，燦燦如芒毛针刺，熟看，见，则以竹叶抄挑去之。比见岭南人，初有此者，即以茅叶茗茗②刮去，及小伤皮则为佳，仍数涂苦苣菜汁，佳。

已深者，针挑取虫子，正如疥虫，着爪上，映光，方见行动也。挑不得③，便就上灸三四壮，则虫死病除④。挑灸其上⑤，而犹觉⑥昏昏，见是其已太深，便应依土俗作方术拂出，乃用诸汤药以浴，皆一二升⑦出，都尽乃止。若无方术，痛饮番酒，取醉亦佳。如其无⑧，亦依此方，并杂□□⑨溪毒及射工法急救，七日中，宜瘥。不尔，则仍有飞虫□□□⑩，唼人心脏，便死，慎不可轻。

---

① 巾：原作"中"，据《外台秘要》第四十"沙虱毒方六首"条及《医心方》卷十八"治沙虱毒方第五十一"条改。

② 茗茗：《外台秘要方》卷四十"沙虱毒方六首"条无此二字，存参。

③ 挑不得：原作"若挑得"，据《诸病源候论》卷二十五"蛊毒病诸候上凡九论"之"沙虱候"条、《外台秘要方》卷四十"沙虱毒方六首"条及《医心方》卷十八"治沙虱毒方第五十一"条改。

④ 此后，《外台秘要方》卷四十"沙虱毒方六首"条有"若止两三处，不能为害，多处不可尽挑灸"，存参。

⑤ 挑灸其上：原脱，据《诸病源候论》卷二十五"蛊毒病诸候上凡九论"之"沙虱候"条补。

⑥ 而犹觉：原作"若觉犹"，据《诸病源候论》卷二十五"蛊毒病诸候上凡九论"之"沙虱候"条改。

⑦ 此后，《外台秘要方》卷四十"沙虱毒方六首"条有"沙出，沙"，存参。

⑧ 若无方术……如其无：原脱，据《外台秘要方》卷四十"沙虱毒方六首"条补。

⑨ □□：原缺，《外台秘要方》卷四十"沙虱毒方六首"条作"用前中"，1955年人民卫生出版社重排本《葛洪肘后备急方》，据一本补为"治中"，据另本补为"用沼"，存参。

⑩ □□□：原缺，《诸病源候论》卷二十五"蛊毒病诸候上凡九论"之"沙虱候"条作"来，入攻"，1955年人民卫生出版社重排本《葛洪肘后备急方》，据一本补为"在身中"，据另本补为"着人身"，存参。

治卒服药过剂烦闷方第六十七

服药过剂，烦闷，及中毒，多烦闷欲死。方：刮东壁土少少，以水一二升和，饮之，良。

又方：于屋雷下作坎，方二尺，深三尺，以水七升，灌坎中，以物扬之，令沫出，取一升，饮之。未解，更作。

又方：捣蓝，取汁，服数升。无蓝，只洗青绢，取汁饮，亦得。

服药失度，心中苦烦。方：饮生葛根汁，大良。无生者，干葛为末，水服五合，亦可煮服之。

又方：吞鸡子黄数枚，即愈。不瘥，更作。

服石药过剂者。白鸭屎末，和水调，服之，瘥。

又方：大黄三两，芒硝二两，生地黄汁五升，煮取三升，分三服，得下，便愈。

若卒服药，吐不止者。饮新汲水一升，即止。

若药中有巴豆，下痢不止。方：末干姜、黄连，服方寸匕，瘥。

又方：煮豆汁一升，服之，瘥。

附方：

《外台秘要》治服药过剂，及中毒，烦闷欲死。烧犀角末，水服方寸匕。

治卒中诸药毒救解方第六十八

治食野葛已死。方：以物开口，取鸡子三枚，和，以灌[①]之，须臾，吐野葛出。

又方：温猪脂一升，饮之。

又方：取生鸭，就口断鸭头，以血沥口中，入咽则活。若口不可开者，取大竹筒，洞节，以头注其胁，取冷水注[②]竹筒中，数易水，须臾口开，则可得下药。若人多者[③]，两胁及脐中各与筒，甚佳。

又方：多饮甘草汁，佳。

姚方：中诸毒药，及野葛已死。方：新小便，和人屎，绞取汁一升，顿服，入腹即活。解诸毒，无过此汁。

中鸩毒，已死者。粉三合，水三升，和饮之。口噤，以竹管强开，灌之。

中射罔毒。蓝汁、大豆、猪犬血，并解之。

中狼毒毒，以蓝汁解之。

中防[④]葵毒，以葵根汁解之。

中藜芦毒，以雄黄、葱汁，并可解之。

---

① 灌：原作"吞"，据《外台秘要方》卷三十一"解诸药草中毒方二十九首"条改。

② 注：原脱，据《外台秘要方》卷三十一"解诸药草中毒方二十九首"条补。

③ 若人多者：《外台秘要方》卷三十一"解诸药草中毒方二十九首"条作"若甚者"，存参。

④ 防：原作"狼"，据《重修政和经史证类备用本草》卷第二序例下"解百药及金石等毒例"条改。

中躑躅毒，以栀子汁解之。

中巴豆毒，黄连、小豆藿汁、大豆汁，并可解之。

中雄黄毒，以防己汁解之。

中蜀椒毒，中蜈蚣毒。二毒，桑汁煮桑根汁，并解之。

中矾石毒，以大豆汁解之。

中芫花毒，以防风、甘草、桂，并解之。

中半夏毒，以生姜汁、干姜，并解之。

中附子、乌头毒，大豆汁、远志汁，并可解之。

中杏仁毒，以蓝子汁，解之。

食金已死者。取鸡屎半升，水淋得一升，饮之，日三服。

又方：吞水银二两，即裹金出。少者，一两亦足。

姚云：一服一两，三度服之，扶坐与之，令入腹，即活。

又方：鸭血及鸡子，亦解之。

诸药各有相解，然难常储①。今取一种，而兼解众毒。取甘草，咬咀，浓煮，多饮其汁，并多食葱中涕，并佳②。

又方：煮大豆，令涌，多饮其汁。无大豆，豉亦佳。

又方：蓝青蓝子，亦通解诸毒，常预蓄之。

又方：煮荠苨，令浓，饮一二升，秘方。卒无可煮，嚼食

---

① 诸药各有相解，然难常储：原脱，据《医心方》卷一"服药中毒方第五"条补。《外台秘要方》卷三十一"解诸药草中毒方二十九首"条作"诸药各各有相解者，然难常储"，存参。

② 取甘草……并佳：此方，《外台秘要方》卷三十一"解诸药草中毒方二十九首"条作"甘草，浓煮汁，多饮之，无不生也。又，食少蜜，佳。又方：煮桂，多饮之。又，服葱涕，佳"，《医心方》卷一"服药中毒方第五"条作"取甘草，咬咀，浓煮，多饮其汁，无所不主也。内食蜜少，佳也。又方：煮桂，多饮其汁，并多食葱叶中涕也"，存参。

之，亦可作散服之。此药在诸药中，诸药则皆验①。

又方：凡煮此药汁解毒者，不可热饮之。诸毒得热，更甚，宜使小冷为良。

席②辩刺史云：岭南俚人，毒皆因食得之，多不即觉，渐不能食，或更心中渐胀，并背急闷，先寒似瘴。微觉，即急取一片白银含之，一宿，银变色，即是药也。银青，是蓝药；银黄赤，是菌药。久久者入眼，眼或青，或黄赤。青，是蓝药；黄赤，是菌药。俚人有解疗者，畏人得知，在外预合③，言三百头④牛药，或云三百两银药⑤。余久任，以首领亲狎，知其药常用。俚人不识本草，乃安言之，其方并如后也。

初得俚人毒药⑥，且令定。方：生姜四两；甘草三两，炙。切，以水六升，煮取二升，且服三服，服讫，然后觅药疗之。

疗方：常山四两，切；白盐四钱。以水一斗，渍一宿，以月尽日渍。月一日五更，以土釜煮，勿令奴婢、鸡、犬见，煮取二升，且分再服，服了，少时即吐，以铜器贮取。若青色，以杖举五尺不断者，即药未尽，二日后更一剂。席辩曾饮酒得

---

① 诸药则皆验：《外台秘要方》卷三十一"解诸药草中毒方二十九首"条作"并解众毒"，存参。

② 席：原作"带"，据《四库全书》本改。

③ 合：原脱，据《外台秘要方》卷三十一"解饮食相害成病百件"条补。

④ 头：原脱，据《外台秘要方》卷三十一"解饮食相害成病百件"条补。

⑤ 言三百头牛药，或云三百两银药：《本草纲目》草部第十二卷"甘草"条有"三百头牛药，即土常山也；三百两银药，即马兜铃藤也"，存参。

⑥ 此后，《外台秘要方》卷三十一"解饮食相害成病百件"条有"未得余药"，存参。

药，月余始觉。首领梁坟，将土常山与为①，呼为一百头牛药，服之，即瘥。瘥后二十日，慎毒食，唯有煮饭食之。前后得瘥，凡九人。

又方：黄藤十两，岭南皆有，切，以水一斗，煮取二升，分三服，服讫，毒药内消。黄藤生岭南，状若防己，俚人常服此藤，纵饮食有毒，亦自然不发②。席云：常服之，利小便，亦疗数人。

又方：都淋藤十两，岭南皆有，土人悉知，俚人呼为三百两银药③，其叶细长，有高④三尺，微藤生。切，以水一斗，和酒二升，煮取三升，分三服，服讫，毒药并逐小便出，十日慎毒食。不瘥，更服之，即愈。

又方：干蓝实四两；白花藤四两，出寯州者上，不得取野葛同生者。切，以水七升，酒一升，煮取半，空腹顿服之，少闷勿怪，其毒即解⑤。单干蓝，捣末，顿服之，亦瘥。

又疗腹内诸毒。都淋藤二两，长三寸，并细锉，酒三升，合安罂中，密封。以糠火烧四边，烧令三沸，待冷，出，温服，常令有酒色，亦无所忌，大效。

若不获，已食俚人食者。先取甘草一寸，炙之，后熟嚼，吞之。若食着毒药，即吐，便是得药，依前法疗之。若经含甘

①　为：《四库全书》本作"治"，存参。

②　黄藤生岭南……亦自然不发：原作"若防己俚人药，常服此藤，纵得自然不发"，据《本草纲目》草部第十八卷"黄藤"条改。

③　药：原脱，据《外台秘要方》卷三十一"解饮食相害成病百件"条补。

④　高：原脱，据《外台秘要方》卷三十一"解饮食相害成病百件"条补。

⑤　其毒即解：原脱，据《本草纲目》草部第十八卷"白花藤"条补。

草而不吐，非也^①。席辩云：常囊贮甘草十片以自防。

附方：

《胜金方》治一切毒。以胆子矾，为末。用糯米糊，丸如鸡头实大，以朱砂衣，常以朱砂养之，冷水化一丸，服，立瘥。

《经验方》解药毒上攻。如圣散：露蜂房、甘草，等分，用麸炒令黄色，去麸，为末，水二碗，煎至八分一碗，令温，临卧顿服，明日取下恶物。

《外台秘要》治诸药石后，或热不禁^②多向冷地卧，又不得食诸热面、酒等。方：五加皮二两，以水四升，煮取二升半，候石发之时，便服。未定，更服。

孙思邈论云：有人中乌头、巴豆毒，甘草入腹即定，方称大豆解百药毒。尝试之，不效，乃加甘草为甘豆汤，其效更速。

《梅师方》蜀椒，闭口者有毒，误食之，便气欲绝，或下白沫，身体冷。急煎桂汁服之，多饮冷水一二升，忽食饮吐浆，煎浓豉汁服之。

《圣惠方》治硫黄，忽发气闷，用羊血服一合，效。

又方：治射罔在诸肉中有毒，及漏脯毒。用贝子末，水调半钱，服，效。或食面臛毒，亦同用。

《初虞世方》治药毒秘，效。巴豆去皮不出油、马牙硝，等分。合研成膏，冷水化一弹子许，服，瘥。

① 若经含甘草而不吐，非也：原脱，据《外台秘要方》卷三十一"解饮食相害成病百件"条补。

② 不禁：原作"喋"，据《外台秘要方》卷三十八"乳石发动热气上冲诸形候解压方五十二首"条及《本草纲目》木部第三十六卷"五加"条改。

治食中诸毒方第六十九

蜀椒闭口者，有毒，戟人咽，气便欲绝，又令人吐白沫。多饮桂汁若冷水一二升，及多食大蒜，即便愈。慎不可饮热，杀人。比见在中椒毒，含蒜及荠苨，瘥。

钩吻叶，与芥相似，误食之杀人。方：荠苨八两，水六升，煮取三升，服五合，日五服。又云：此非钩吻。

食诸菜中毒，发狂烦闷，吐下欲死。方：取鸡屎^①，烧末，服方寸匕。不解，更服。又，煮葛根，饮汁。

莨菪毒。煮甘草汁，捣蓝汁饮，并良。

苦瓠毒。煮黍穰令浓，饮汁数升，佳。

食马肝中毒。取牡鼠屎二七枚，两头尖者是，水和饮之。未解者，更作。

食六畜鸟兽。幞^②头垢一钱匕。《小品》云：起死人。又，饮豉汁数升，良。

凡物肝脏，自不可轻啖。自死者，弥勿食之。生食肝中毒。捣附子末，服一刀圭，日三服^③。

肉有箭毒。以蓝汁、大豆^④，解射罔毒。

---

① 屎：《外台秘要方》卷三十一"食椒菜瓠中毒方四首"条作"毛"，存参。

② 幞：《外台秘要方》卷三十一"解饮食相害成病百件"条作"服"，存参。

③ 此后，《外台秘要方》卷三十一"解饮食相害成病百件"条有"须以生姜汤服之，不然，自生其毒"，存参。

④ 此后，《医心方》卷二十九"治食诸鸟兽肝中毒方第三十八"条有"汁"字，存参。

食郁肉，谓在密①器中经宿者。及漏脯，茅屋汁沾脯，为漏脯。此前并有毒。烧人屎，末，酒服方寸匕。

又方：捣薤汁，服二三升，各连取，以少水和之。

食黍米中藏②脯中毒。方：此是郁脯，煮大豆一沸，饮汁数升，即解。兼解诸肉漏毒③。

食自死六畜诸肉中毒。方：黄柏末，服方寸匕。未解者，数服。

六畜自死，皆是遭疫，有毒，食之洞下，亦致坚积，并宜以痢丸④下之。

食鱼中毒。浓煮橘皮⑤，饮汁。《小品》云：冬瓜汁，最验。

食猪肉，遇冷不消，必成虫瘕，下之。方：大黄、朴硝各一两，芒硝亦佳。煮取一升，尽服之。若不消，并皮研杏子汤三升，和，三服，吐出，神验。

食牛肉中毒。煮甘草，饮汁一二升。

食马肉，洞下欲死者。豉二百粒，杏子二十枚，㕮咀，蒸之。五升饭下，熟，合捣之，再朝服，令尽。

此牛马，皆谓病死者耳。

食鲈鱼肝，及鯸鮧鱼中毒。锉芦根，煮，汁饮一二升，良。

---

① 密：原作"蜜"，据《四库全书》本改。

② 此后，《外台秘要方》卷三十一"解饮食相害成病百件"条有"干"字，存参。

③ 诸肉漏毒：《外台秘要方》卷三十一"解饮食相害成病百件"条作"诸肉及漏脯毒"，存参。

④ 痢丸：《外台秘要方》卷三十一"解饮食相害成病百件"条作"利药"，存参。

⑤ 此后，《外台秘要方》卷三十一"食鱼中毒及食鲙不消方五首"条有"停冷"，《备急千金要方》卷二十四"解食毒第一"条有"停极冷"，存参。

解毒①。浓煮香苏，饮汁一升。

饮食不知是何毒。依前②甘草、荠苨，通疗此毒，皆可以救之。

食菹③菜，误④吞水蛭，蛭啖脏血，肠痛，渐黄瘦者。饮牛羊热血一二升许，经一宿，便暖猪脂一升，饮之，便下蛭。

食菌遇毒死。方：绞人屎汁，饮一升，即活。服诸吐痢丸，亦佳。又，掘地作土浆，服二三升，则良⑤。

误食野芋⑥，欲死，疗同菌法。

凡种芋三年不取，亦成野芋，即杀人也。

附方：

《梅师方》治饮食中毒，鱼肉菜等。苦参三两，以苦酒一升，煎三五沸，去滓，服之，吐出，即愈。或取煮犀角汁一升，亦佳。

又方：治食狗肉不消，心下坚，或腹胀，口干，发热，妄语。煮芦根，饮之。

---

① 解毒：《外台秘要方》卷三十一"解饮食相害成病百件"条作"疗食蟹及诸肴膳中毒方"，《本草纲目》草部第十四卷"水苏"条作"中诸鱼毒"，《医心方》卷二十九"治食蟹中毒方第三十九"条作"治食蟹及诸膳中毒方"，存参。

② 前：原作"煎"，据《四库全书》本改。

③ 菹：原作"菹"，乃"菹"字之形误，"菹"同"菹"。

④ 误：原作"蜈"，据《四库全书》本改。

⑤ 掘地作土浆……则良：《外台秘要方》卷三十一"食椒菜瓟中毒方四首"条作"掘地作坎，以水沃中，搅令浊，名地浆，饮之"，《医心方》卷二十九"治食菌中毒方第三十一"条作"葛氏方，食山中朽树所生菌，遇毒者，则烦乱欲死。方：掘地作坎，以水满中，搅之，服三升"，存参。

⑥ 芋：原作"芊"，据《四库全书》本改。

又方：杏仁一升，去皮，水三升，煎沸，去滓取汁，为三服，下肉为度。

《金匮》方，治食蟹中毒。紫苏煮汁，饮之三升。以子汁饮之，亦治。凡蟹未经霜，多毒。

又，《圣惠方》以生藕汁，或煮干蒜汁，或冬瓜汁，并佳。

又方：治雉肉作臞，食之吐下。用生犀角末，方寸匕，新汲水调下，即瘥。

唐崔魏公云：铉，夜暴亡，有梁新闻之，乃诊之，曰："食毒。"仆曰："常好食竹鸡。"竹鸡[①]，多食半夏苗，必是半夏毒。命生姜擂汁，折齿而灌之，活。

《金匮》方，春秋二时，龙带精入芹菜中，人遇食之，为病。发时，手青肚满，痛不可忍，作蛟龙病。服硬糖三二升，日二度，吐出如蜥蜴三二个，便瘥。

《明皇杂录》云：有黄门奉使交广回。周顾谓曰："此人腹中有蛟龙。"上惊，问黄门，曰："卿有疾否？"曰："臣驰马大庾岭，时当大热，困且渴，遂饮水，觉腹中坚痞如杯。"周遂以硝石，及雄黄，煮，服之，立吐一物，长数寸，大如指，视之鳞甲具，投之水中，俄顷长数尺，复以苦酒沃之，如故，以器覆之，明日已生一龙矣。上甚讶之。

治防避饮食诸毒方第七十

杂鸟兽他物诸忌法。白羊，不可杂雄鸡。羊肝，不可合乌梅及椒食。猪肉，不可杂羊肝。牛肠，不可合犬肉。雄鸡肉，

---

① 竹鸡：原脱，据《四库全书》本补。

不可合生葱、芥①。鸡鸭肉，不可合蒜及李子、鳖肉等。生肝，投地，尘芥不着者，不可食。暴脯不肯燥，及火炙不动，并见水而动，并勿食。鸟兽自死，口不开者，不可食。

水中鱼物诸忌。鱼头，有正白连诸脊上，不可食。鱼，无肠胆，及头无鳃，勿食。鱼，不合乌鸡肉食。生鱼目赤，不可作脍。鱼，勿合小豆藿。青鱼鲊，不可合生胡荽。鳖目凹者，不可食。鳖肉，不可合鸡鸭子，及赤苋菜食之。妊娠者，不可食鲶鱼。

杂果菜诸忌。李子，不可合鸡子，及临水食之。五月五日，不可食生菜。病人，不可食生胡芥菜。妊娠，勿食桑椹，并鸭子。巴豆、藿羹、半夏、菖蒲、羊肉、细辛、桔梗，忌菜。甘草，忌菘菜。牡丹，忌胡荽。常山，忌葱。黄连、桔梗，忌猪肉。茯苓，忌大醋。天门冬，忌鲤鱼。

附方：

《食医心镜》黄帝云：食甜瓜竟食盐，成霍乱。

孙真人《食忌》苍耳，合猪肉食，害人。又云：九月，勿食被霜瓜。食之，令人成反胃病。

治卒饮酒大醉诸病方第七十一

大醉，恐腹肠烂。作汤于大器中，以渍之，冷复易。

大醉，不可安卧，常令摇动转侧。又当风席地，及水洗、饮水，最忌于交接也。

---

① 芥：原作"菜"，据《外台秘要方》卷三十一"解饮食相害成病百件"条及《医方类聚》卷二百五养性门七"养性禁忌"之"圣惠方"条改。

饮醉，头痛。方：刮生竹皮五两，水八升，煮取五升，去滓。然后合纳鸡子五枚，搅调，更煮再沸，二三升，服尽。

饮后，下痢不止。煮龙骨饮之，亦可末服。

连月饮酒，喉咽烂，舌上生疮。捣大麻子一升，末黄柏二两。以蜜为丸，服之。

饮酒，积热，遂发黄。方：鸡子七枚，苦酒渍之，封密^①器中，纳井底二宿，当取各吞二枚^②，枚渐尽愈^③。

大醉酒，连日烦毒不堪^④。方：蔓青菜，并少米，熟煮，去滓，冷之便饮，则良。

又方：生葛根汁一二升。干葛，煮饮，亦得^⑤。

欲使难醉，醉则不损人。方：捣柏子仁、麻子仁各二合，一服之，乃以饮酒多二倍。

又方：葛花，并小豆花，干^⑥，末，为散，服三二匕。又，时进葛根饮、枇杷叶饮，并以杂者干蒲、麻子等。皆使饮，而不病人。又方^⑦：胡麻，亦煞酒。又方^⑧：先食盐一匕，后则饮

① 密：原作"蜜"，据《四库全书》本改。

② 当取各吞二枚：《外台秘要方》卷三十一"饮酒积热方二首"条作"出当软，取吞之二三枚"，存参。

③ 枚渐尽愈：《四库全书》作"枚尽渐愈"，《外台秘要方》卷三十一"饮酒积热方二首"条作"渐至尽，验"，存参。

④ 大醉酒，连日烦毒不堪：《外台秘要方》卷三十一"饮酒连日醉不醒方九首"条作"疗饮酒连日醉不醒方"，存参。

⑤ 生葛根汁一二升……亦得：《外台秘要方》卷三十一"饮酒连日醉不醒方九首"条作"捣生葛根汁，及葛藤饼和，绞汁，饮之。无湿者，干葛煎服，佳。干蒲煎服之，亦佳"，存参。

⑥ 干：原作"子"，据《医心方》卷二十九"治饮酒令不醉方第二十四"条改。

⑦ 又方：据文义补。

⑧ 又方：据文义补。

酒，亦倍。

附方：

《外台秘要》治酒醉不醒。九月九日真菊花，末，饮服方寸匕。

又方：断酒，用驴驹衣，烧灰，酒服之。

又方：鸬鹚粪灰，水服方寸匕。

《圣惠方》治酒毒或醉，昏闷烦渴，要易醒。方：取柑皮二两，焙干，为末，以三钱匕，水一中盏，煎三五沸，入盐，如茶法服，妙。

又方：治酒醉不醒。用菘菜子二合，细研，井花水一盏，调为二服。

《千金方》断酒法。以酒七升，着瓶中。朱砂半两，细研，着酒中。紧闭塞瓶口，安猪圈中，任猪摇动，经七日，顿饮之。

又方：正月一日，酒五升，淋碓头杵下，取饮。

又方：治酒病。豉、葱白各半升，水二升，煮取一升，顿服。

卷之八　　陛八

治百病备急丸散膏诸要方第七十二

裴氏五毒神膏，疗中恶暴百病。方：雄黄、朱砂、当归、椒各二两，乌头一升。以苦酒渍一宿。猪脂五斤，东面陈芦，煎，五上五下，绞去滓。纳雄黄、朱砂，末，搅令相得，毕。诸卒百病，温酒服如枣核一枚，不瘥，更服，得下即除。四肢有病，可摩。痈肿诸病疮，皆摩，傅之。夜行及病，冒雾露，皆以涂人身中，佳。

《效方》并疗时行温疫，诸毒，气毒，恶核，金疮等。

苍梧道士陈元膏，疗百病。方：当归、天雄、乌头各三两，细辛、芎䓖、朱砂各二两，干姜、附子、雄黄各二两半，桂心、白芷各一两，松脂八两。生地黄二斤，捣，绞取汁。十三物别捣，雄黄、朱砂，为末，余㕮咀，以酽苦酒三升，合地黄渍药一宿。取猪脂八斤，微火煎十五沸，白芷黄为度，绞去滓，纳雄黄、朱砂末，搅令稠和，密器贮之。腹内病，皆对火摩病上，日两三度，从十日乃至二十日，取病出，瘥止。四肢肥肉，风瘴，亦可酒温服之如杏子大一枚。主心腹积聚，四肢痹躄，举体风残。百病效方。

华佗[1]虎骨膏,疗百病。虎骨、野葛各三两;附子十五枚,重九两;椒三升;杏仁、巴豆去心皮、芎劳切各一升;甘草、细辛各一两;雄黄二两。十物,苦酒渍周时。猪脂六斤,微煎,三上三下,完附子一枚,视黄为度,绞去滓。乃纳雄黄,搅使稠和,密器贮之。百病皆摩,傅上,唯不得入眼。若服之,可如枣大,纳一合热酒中。须臾后,拔白发,以傅处,即生乌。诸[2]疮毒风肿及马鞍疮等,洗即瘥,牛领亦然。

莽草膏,疗诸贼风,肿痹,风入五脏,恍惚。方:莽草一斤,乌头、附子、踯躅各三两。四物切,以水苦酒一升,渍一宿。猪脂四斤,煎,三上三下,绞去滓,向火以手摩病上,三百度,应手即瘥。耳鼻病,可以绵裹塞之。疗诸疥,癣,杂疮。

隐居《效验方》云:并疗手脚挛,不得举动及头恶风,背胁卒痛等。

蛇衔膏,疗痈肿,金疮瘀血,产后血积,耳目诸病,牛领、马鞍疮。蛇衔、大黄、附子、当归、芍药、细辛、黄芩、椒、莽草、独活各一两,薤白十四茎。十一物,苦酒淹渍一宿,猪脂三斤,合煎于七星火上,各沸,绞去滓,温酒服如弹丸一枚,日再。病在外,摩傅之。耳,以绵裹塞之。目病,如黍米注眦中。其色缃黄,一名缃膏。南[3]人又用龙衔藤一两,合煎,名为龙衔膏。

神黄膏:疗诸恶疮,头疮,百杂疮。方:黄连、黄柏、附

---

① 佗:原作"他",据《四库全书》本改。

② 诸:原作"猪",据《普济方》卷一百六十八积聚门"积聚附论"篇及《医方类聚》卷一百九十六杂病门二"肘后方"篇改。

③ 南:原脱,据《四库全书》本补。

子、雄黄、水银、藜芦各一两，胡粉二两。七物细筛，以腊月猪脂一斤，和药调器中，急密塞口，蒸五斗米，下熟出，纳水银，又研，令调，密藏之。有诸疮，先以盐汤洗，乃傅上，无不瘥者。

隐居《效验方》云：此膏涂疮，一度即瘥，时人为圣。

青龙五生膏，疗天下杂疮。方：丹砂、雄黄、芎䓖、椒、防己各五分，龙胆、梧桐皮、柏皮、青竹茹、桑白皮、蜂房、猬皮各四两，蛇蜕皮一具。十三物，切，以苦酒浸半月，微火煎少时，乃纳腊月猪脂三斤，煎，三上三下，去滓，以傅疮上，并服如枣核大，神良。

隐居《效验方》云：主痈疽，痔，恶疮等。

以前备急诸方，故是要验，此来积用效者，亦次于后云。

扁鹊陷冰^①丸，疗内胀病，并蛊疰，中恶等，及蜂，百毒，溪毒，射工。雄黄、真丹砂别研、矾石熬各一两。将生矾石三两半，烧之。鬼臼一两半；蜈蚣一枚，赤足者，小炙；斑蝥，去翅、足；龙胆、附子炮各七枚；藜芦七分，炙；杏仁四十枚，去尖、皮，熬。捣，筛，蜜和，捣千杵。腹内胀病，中恶邪气，飞尸游走，皆服二丸如小豆。若积聚坚结，服四丸，取痢，泄下虫蛇五色。若虫^②疰^③病，中恶邪，飞尸游走，皆服二三丸，以二丸摩痛上。若蛇蜂百病，若^④中溪毒、射工，其服者，视强弱大小及病轻重，加减服之。

---

① 冰：《四库全书》本作"水"，存参。

② 虫：据本段文义，疑为"蛊"之误。

③ 疰：原作"注"，据《四库全书》本改。

④ 若：原作"苦"，据《普济方》卷二百五十二诸毒门"蛊毒附论"篇及《医方类聚》卷一百九十六杂病门二"肘后方"篇改。

丹参膏，疗伤寒时行，贼风恶气。在外，即肢节麻痛，喉咽痹寒。入腹，则心急胀满，胸胁痞塞。内则服之，外则摩之。并瘫缓不随，风湿痹不仁，偏枯拘屈，口㖞，耳聋，齿痛，头风，痹肿，脑中风动且痛。若痈，结核，漏，瘰疬坚肿，未溃，傅之取消。及丹疹，诸肿无头，状似^①骨疽者，摩之令消。及恶结核，走身中者，风水游肿，亦摩之。其服者，如枣核大；小儿以意减之，日五服，数用之，悉效。丹参、蒴藋各三两，莽草叶、踯躅花各一两，秦艽、独活、乌头、川椒、连翘、桑白皮、牛膝各二两。十二^②物，以苦酒五升，麻油^③七升，煎令苦酒尽，去滓，用如前法，亦用猪脂同煎之。若是风寒冷毒，可用酒服。若毒热病，但单服。牙齿痛，单服之，仍用绵裹嚼之。比常用猪脂煎药。有小儿耳后疬子，其坚如骨，已经数月不尽，以帛涂膏贴之，二十日消尽，神效无比。此方出《小品》。

神明白膏，疗百病，中风恶气，头面诸病，青盲，风烂眦鼻，耳聋，寒齿痛，痈肿，疽，痔，金疮，癣疥，悉主之。当归、细辛各三两，吴茱萸、芎䓖、蜀椒、术、前胡、白芷各一两，附子三十枚。九物切，煎猪脂十斤，炭火煎一沸，即下，三上三下，白芷黄，膏成，去滓，密贮。看病在内，酒服如弹丸一枚，日三；在外，皆摩，傅之。目病，如黍米纳两眦中，以目向天，风可扇。疮虫齿，亦得傅之。耳内底着，亦疗之。缓，风冷者，宜用之。

---

① 状似：原作"欲状"，据《四库全书》本改。

② 十二：据文义当作"十一"。另，此书卷五"治痈疽妒乳诸毒肿方第三十六"篇亦有"丹参膏"，系十二味中药，组方与此略异，可参。

③ 麻油：原倒，据《四库全书》本乙转。

成膏：清麻油十三两，菜油亦得；黄丹七两。二物，铁铛文火煎，粗湿柳批篦搅不停，至色黑，加武火，仍以扇扇之，搅不停，烟断绝尽，看渐稠，膏成。煎须净处，勿令鸡、犬见。齿疮贴，痔疮服之。

药子一物方，婆罗门胡名"船疏树子"，国人名"药"。疗病，唯须细研，勿令粗，皆取其中仁，去皮用之，疗诸疾病。方：卒得吐泻，霍乱，蛊毒，脐下绞痛，赤痢，心腹胀满，宿食不消，蛇蝥毒入腹，被毒箭入腹，并服二枚，取药子中仁[1]，暖水二合，研碎，服之。疽疮，附骨疽肿，疗[2]疮，痛肿，此四病，量疮肿大小，用药子中仁，暖水碎，和猪胆，封上。疗，肿，冷游肿，癣，疮，此五病，用醋研，封上。蛇蝥，恶毛、蝎、蜈蚣等螫，沙虱，射工，此六病，用暖水研，赤苋和，封之。妇人难产后，腹中绞痛，及恶露不止，痛中瘀血下，此六[3]病，以一枚，一杯酒，研，温服之。带下，暴下，此二病，以栗汁研，温服之。龋虫食齿，细削，纳孔中，立愈。其捣末，筛，着疮上，甚生[4]肌肉。此法出《支家大医本方》。

服盐方，疗暴得热病，头痛目眩，并卒心腹痛，及欲霍乱，痰饮宿食及气满喘息，久下赤白，及积聚吐逆，乏气少力，颜色萎[5]黄，瘴疟，诸风。其服法：取上好盐，先以大豆许，口中含，勿咽，须臾水当满口，水近齿，更用方寸匕，抄盐纳口中，与水一时咽，不尔，或令消尽。喉若久病，长服者，至

---

① 仁：原作"人"，据《四库全书》本改。下文诸如此义，径改，不另出注。

② 疗：原作"丁"，据《四库全书》本改。

③ 六：据文义，疑为作"四"之误。

④ 生：原作"主"，据《四库全书》本改。

⑤ 萎：原作"瘘"，据文义改。

二三月，每旦先服，或吐，或安。系①卒病，可服三方寸匕，取即吐痢，不吐病痢，更加服。新患疟者，即瘥。心腹痛及满，得吐下，亦佳。久病，每上以心中热为善，三五日一②服，佳。加服，取吐痢，痢不损人。久服大补，奔③豚、肾气五石，无不瘥之病。但恨人不服，不能久取。此疗方不一，《小品》云：卒心痛鬼气，宿食不消，霍乱，气满，中毒，咸作汤，服一二升，刺④便吐之，良⑤。

葛氏，常备药。大黄、桂心、甘草、干姜、黄连、椒、术、吴茱萸、熟艾、雄黄、犀角、麝香、菖蒲、人参、芍药、附子、巴豆、半夏、麻黄、柴胡、杏仁、葛根、黄芩、乌头、秦艽等，此等药，并应各少许。

以前诸药，固以大要岭南使用，仍开者，今复疏之，众药并成剂药。自常和合，贮此之备，最先于衣食耳。常山十四两；蜀漆、石膏一斤；阿胶七两；牡蛎、朱砂、大青各七两；鳖三枚；鲮鲤甲一斤；乌贼鱼骨、马蔺子一大升；蜀升麻十四两；槟榔五十枚；龙骨、赤石脂、羚羊角三枚；橘皮、独活，其不注两数者，各四两；用芒硝一升。良。

成剂药：金牙散，玉壶黄丸，三物备急药，紫雪丹，参蔄草膏，玉黄丸，度瘴散，末散理中散，痢药，疗⑥肿药。其有

---

① 系：原作"击"，据《四库全书》本改。

② 一：原作"亦"，据文义改。

③ 奔：原作"补"，据《四库全书》本改。

④ 刺：《医方类聚》卷一百九十六杂病门二"肘后方"篇注文作"当"，存参。

⑤ 刺便吐之，良：《普济方》卷二百五十六杂病门"杂病"篇作"须使之吐，为效"，存参。

⑥ 疗：原作"丁"，据《四库全书》本改。

侧注者，随得一种，为佳。

老君神明散：白①术、附子炮各二两，乌头炮②，桔梗二两，细辛一两。捣，筛，旦服，五方寸匕。若一家有药，则一里无病。带行者，所遇病气皆削。若他人得病者，温酒服一方寸匕。若已四五日者，以散三匕，水三升，煮三沸，服一升，取汗，即愈。

又③，常用辟病散：珍珠、桂肉各一分；贝母三分；杏仁二分，熬；鸡子白，熬，令黄黑，三分。五物捣，筛，岁旦服方寸匕。若岁中多病，可月月朔望服。

单行方：南向社中柏，东向枝，取曝干，末服方寸匕④。姚云：疾疫流行，预备之，名为柏枝散，服，神良。《删繁⑤方》云：旦，南行见社中柏，即便收取之。

断温病，令不相染。方：熬豉，新米酒渍，常服之。

《小品》正朝屠苏酒法，令人不病温疫。大黄五分，川椒五分，术、桂各三分，桔梗四分，乌头一分，菝葜二分。七物细切，以绢囊贮之。十二月晦日正中时，悬置井中至泥，正晓拜庆前出之。正旦，取药置酒中，屠苏饮之。于东向，药置井中，能迎岁，可世无此病。此华佗⑥法。武帝有方验中，从小至大，少随所堪。一人饮，一家无患，饮药三朝。一方，有防风一两。

姚大夫，辟温病粉身。方：芎䓖、白芷、藁本，三物等分。

---

① 散白：原倒，据文义乙转。

② 其剂量，可参此书卷之二"治瘴气疫疠温毒诸方第十五"篇。

③ 又：原作"云"，据《四库全书》本改。

④ 匕：原脱，据《四库全书》本补。

⑤ 繁：原作"烦"，据文义改。

⑥ 佗：原作"他"，据《四库全书》本改。

下筛，纳粉中，以涂粉于身，大良。

附方：

张仲景三物备急方，司空裴秀为散，用疗心腹诸疾，卒暴百病。用大黄、干姜、巴豆各一两，须精新好者。捣、筛，蜜和，更捣一千杵，丸如小豆，服三丸，老小斟量之。为散，不及丸也。若中恶客忤，心腹胀满，卒痛，如锥刀刺痛，气急，口噤，停尸，卒死者，以暖水若酒服之。若不下，捧头起，灌令下喉，须臾瘥。未知，更与三丸。腹当鸣转，即吐下，便愈。若口已噤，亦须折齿灌之，药入喉，即瘥。

崔氏《海上方》云：威灵仙，去众风，通十二经脉。此药朝服暮效，疏宣五脏冷脓、宿水变病，微利不泻。人服此，四肢轻健，手足温暖，并得清凉。时商州有人患重足，不履地，经十年，不瘥。忽遇新罗僧，见云：此疾有药可理。遂入山求之。遣服数日，平复后，留此药名而去。此药治丈夫妇人中风不语，手足不随，口眼㖞斜，筋骨节风，胎风，头风，暗风，心风，风狂。人伤寒头痛，鼻清涕，服经二度，伤寒即止。头旋目眩，白癜风，极治大风，皮肤风痒，大毒热毒，风疮，深治劳疾，连腰骨节风，绕腕风，言语涩滞，痰积。宣通五脏，腹内宿滞，心头痰水，膀胱宿脓，口中涎水，好吃茶渍，手足顽痹，冷热气壅，腰膝疼痛，久立不得，浮气瘴气，憎寒壮热，头痛尤甚，攻耳成脓而聋，又冲眼赤。大小肠秘，服此立通，饮食即住。黄疸，黑疸，面无颜色，瘰疬遍项，产后秘涩暨腰痛，曾经损坠，心痛，注气，膈气，冷气攻冲，肾脏风壅，腹肚胀满，头面浮肿，注①毒脾肺气，痰热，咳嗽，气急，坐卧

---

① 注：原作"住"，据《四库全书》本改。

不安，疥癣等疮。妇人月水不来，动经多日，血气冲心，阴汗盗汗，鸦臭秽甚，气息不堪。勤服威灵仙，更用热汤尽日频洗，朝涂若唾。若治鸦臭，药自涂身上，内外涂之①，当得平愈。孩子无辜，令母含药灌之。痔疾秘涩，气痢绞结，并皆治之。威灵仙一味，洗焙，为末，以好酒和，令微湿，入在竹筒内，牢塞口，九蒸九曝。如干，添酒重洒之，以白蜜和为丸，如桐子大，每服二十至三十丸，汤酒下。

《千金方》当以五月五日午时，附地刈取枲耳叶，洗，曝，燥，捣，下筛，酒若浆水服方寸匕，日三夜三。散，若吐逆，可蜜和为丸，准计一方匕数也。风轻，易治者，日再服。若身体有风处，皆作粟肌出，或如麻豆粒，此为风毒出也，可以针刺溃去之，皆黄汁出，乃止。五月五日，多取阴干，着大瓮中，稍取用之，此草辟恶。若欲省病省疾者，便服之，令人无所畏。若时气不和，举家服之。若病胃胀满，心闷发热，即服。并杀三虫，肠痔，能进食。一周年服之，佳。七月七，九月九，可采用。

治牛马六畜水谷疫疠诸病方第七十三 ②

治马热，虫③颡，黑汗，鼻有脓腔④，水草不进。方：黄瓜

---

① 朝涂若唾……内外涂之：《重修政和经史证类备用本草》卷第十一草部下品之下总一百五种"威灵仙"条作"朝以苦唾调药，涂身上内外，每日一次涂之"，存参。

② 第七十三：原作小字，据文义改作正文字体大小。

③ 虫：原作"蚛"，据《四库全书》本及《外台秘要方》卷四十"驴马诸疾方三十一首"条改。

④ 腔：原作"哐哐有脓"，据《外台秘要方》卷四十"驴马诸疾方三十一首"条改。

萎根、贝母、桔梗、小①青、栀子仁、吴蓝、款冬花、大黄、白鲜皮、黄芩、郁金各二大两，黄柏、马牙硝各四大两。捣，筛，患相当及常要，啖。重者，药三大两，地黄半斤，豉二合，蔓荆油四合，合斋前啖，至晚饲，大效。

马远行到歇处，良久，与空草，熟刷，刷罢饮，饮竟，当饲。困时与料及水谷，必病②。

六畜疮焦痂，以面胶封之，即落。

马急黄，黑汗。右割取上，断讫③，取陈久靴爪头，水渍汁，灌口。如不定，用大黄、当归各一两，盐半升，以水三升，煎取半升，分两度灌口。如不定，破尾尖，镵血出，即止，立效。

马起卧，胞④转及肠结，此方并主之。细辛、防风、芍药各一两，以盐一升，水五升，煮取二升半，分为二度。灌后、灌前，用芒硝、郁金、寒水石、大青各一两，水五升，煮取二升半，以酒、油各半升，和搅，分二度，灌口中。

马羯骨胀。取四十九根羊蹄烧之，熨骨上，冷易之。如无羊蹄，杨柳枝指粗者，炙，熨之，不论数。

饮马以寅午二时，晚少饮之。

啖盐法。盐须干，天须晴，七日，大马一啖一升，小马半升，用长柄勺子深纳咽中，令下肥而强水草也。

---

① 小：《外台秘要方》卷四十"驴马诸疾方三十一首"条作"大"，存参。

② 及水谷，必病：原作"必病，及水谷"，据文义改。

③ 右割取上，断讫：《外台秘要方》卷四十"驴马诸疾方三十一首"条作"割上断讫"，存参。

④ 胞：据文义，疑为"脬"之误。

治马后胯冷跛①。豉、葱、姜各一两，水五升，煮取半升，和酒，灌之，即瘥。

虫颡十年者。酱清如胆者半合，分两度灌鼻，每灌，一两日将息。不得多，多即损马也。

虫颡重者。葶苈子一合，熬令紫色，捣如泥。桑根白皮一大握；大枣二十枚，擘。水二升，煮药取一升，去滓，入葶苈，捣，令调匀，适寒温，灌口中，隔一日又灌，重者不过再，瘥。

虫颡马，鼻沫出，梁肿起者，不可治也。

驴马胞②转欲死。捣蒜，纳小便孔中，深五寸，立瘥。又用小儿屎，和水，灌口，立瘥。

又方：骑马走上坂用木，腹下来去擦，以手纳大孔，探却粪，大效。探法：剪却指甲，以油涂手，恐损破马肠。

脊疮，以黄丹傅之，避风，立瘥。

疥，以大豆熬焦，和生油麻，捣，傅，醋泔水③净洗。

目晕，以霜后楮叶，细末，一日两度，管吹眼中，即瘥。

马蛆蹄。槽下立处，掘一尺，埋鸡子许大圆石子，令常立上，一两日，永瘥。

啖大麻子，净择一升，饲之，治哐，及毛焦，大效④。

---

① 后胯冷跛：原作"后冷"，《串雅外编》卷四"医兽门"篇作"后胯冷跛"，《历代兽医验方精选》（杨宏道、张泉鑫选注）"治马后胯冷跛方"载："后胯冷跛，即寒伤掠草，俗称跛蹄，多见于冬季，是马体受寒，气血运行不畅之症，以行走时两后肢呈高抬腿状为其特征"，据改。

② 胞：据文义，疑为"脬"之误。

③ 水：原脱，据文义补。

④ 啖大麻子……大效：《外台秘要方》卷四十"驴马诸疾方三十一首"条作"疗马嗽。方：取麻子一斗，饲之，立定。若腔及色焦，与吃，即光泽"，存参。

疥，以樗根末和麻油①涂，先以皂荚或米泔净洗之，洗了涂，令中间空少许，放虫出，不②得多涂，恐疮大。

秘疗疥，以巴豆、腻粉，研麻油③，涂定，洗之。涂数日后，看更验。

孟冬朔日岳州府知府刘自化奉檄校刊

---

① 麻油：原倒，据《四库全书》本乙转。
② 不：原作"下"，据《四库全书》本改。
③ 麻油：原倒，据《四库全书》本乙转。